JN320373

食品の危害化学物質

― ● 問題と解説 ● ―

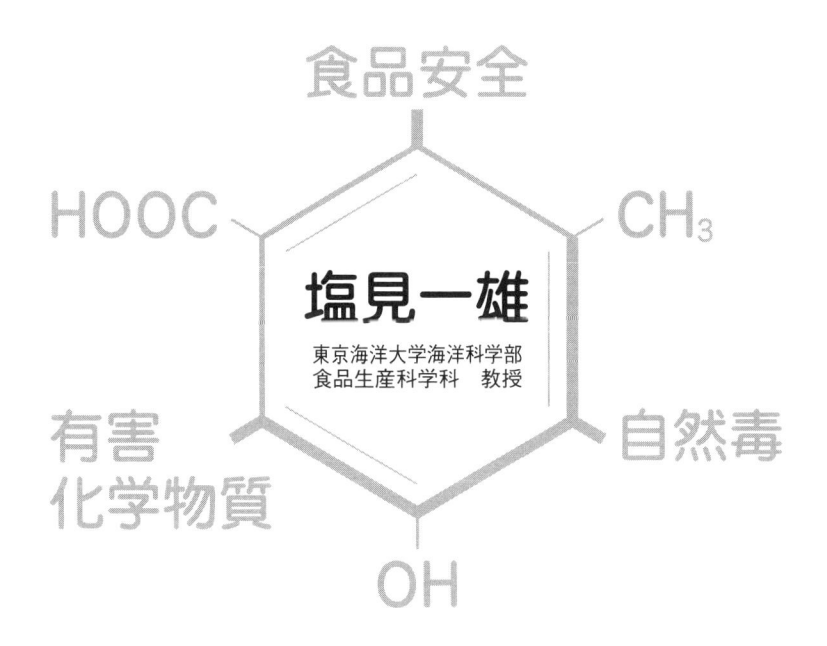

食品安全

HOOC　　　　　　　CH₃

塩見一雄

東京海洋大学海洋科学部
食品生産科学科　教授

有害
化学物質　　　　　　自然毒

OH

幸書房

発刊にあたって

　近年、食の安全・安心は国民の大きな関心事になっている。食の安全・安心を考える上においては、微生物と並んで危害化学物質（自然毒と有害化学物質）が重要である。食品原料である動植物の中には自然毒を持つものが数多く知られており、しばしば食中毒を引き起こしているだけでなく、フグ毒やキノコ毒のように致命的なものでは毎年中毒死者が後を絶たない。一方、食品原料あるいは食品に本来含まれていないはずの有害化学物質（重金属、農薬、かび毒、違反添加物など）は、急性の食中毒事件は少ないものの、過去に水俣病、ヒ素ミルク中毒事件、イタイイタイ病、カネミ油症事件などの大規模な公害事件の原因となってきた。最近でも、輸入食品の残留農薬や残留抗生物質、中国産ギョウザのメタミドホス（農薬）、事故米のメタミドホスやアフラトキシン（かび毒）、牛乳のメラミンなど有害化学物質にまつわる話題はマスコミを騒がせている。

　食品の危害化学物質による事故を防止するためには、行政による適切な施策が必要であることはいうまでもないが、危害物質に関する知識の普及と向上も求められる。危害物質については多くの食品衛生の教科書にある程度まとめられているが、理解を深めるための演習問題となると過去に管理栄養士国家試験、国や地方自治体の食品衛生監視員採用試験で出題された問題程度しかない。そこで著者は、2003年4月から「月刊HACCP」の紙面をお借りし、過去の問題に創作問題を加えて危害化学物質に関する演習問題と解説を連載してきた。

　本書は、食品系の大学・短大・専門学校などの学生（とくに管理栄養士や食品衛生監視員を目指している学生）および食品製造の従事者を主な読者層に想定し、「月刊HACCP」で連載してきた演習問題を中心にしてまとめたものである。演習問題は内容に応じて並べかえるとともに解説を充実させ、単なる問題集ではなく演習問題を通して食品の危害化学物質に関する知識を

体系的に学べるように配慮したつもりである。食品の危害化学物質だけに焦点を当てたこのような類書は他になく、著者のもくろみがどこまで達成されたかは心もとない。今後、さらに内容の充実を図っていきたいので、読者諸子からの率直なご批判やご教示をいただければ幸いである。なお、微生物に関する演習問題としては「食品微生物標準問題集」（藤井建夫編著、幸書房）がすでに出版されている。食品の安全・安心に関わる諸問題の全体像を把握するためには、本書とあわせ読むことをお勧めしたい。

　最後に、本書の出版にあたっては幸書房の夏野雅博氏には多大なご援助をいただきました。また、本書のもとになった演習問題の「月刊HACCP」への掲載では（株）鶏卵肉情報センターの各位にお世話になりました。ここに記して感謝申し上げます。

2009年3月

塩見　一雄

目　　次

I　危害化学物質に関する用語 …………………………………… 1

- Q 1　有毒と有害 ……………………………………………… 2
- Q 2　変敗、腐敗、酸敗、発酵 ……………………………… 4
- Q 3　自然毒食中毒と化学性食中毒の違い ………………… 7
- Q 4　ppm ……………………………………………………… 8
- Q 5　LD_{50} ……………………………………………………… 9
- Q 6　マウスユニット（MU） ……………………………… 10
- Q 7　ADI の定義 …………………………………………… 11
- Q 8　ADI の算出法 ………………………………………… 12

II　危害化学物質による食中毒発生状況 ………………………… 15

- Q 9　食中毒の発生状況全般 ……………………………… 16
- Q 10　自然毒食中毒の発生状況 …………………………… 17
- Q 11　キノコ中毒の発生状況 ……………………………… 18
- Q 12　化学性食中毒の発生状況 …………………………… 20

III　自然毒（有毒物質） …………………………………………… 21

- Q 13　動物性自然毒：フグ中毒 …………………………… 22
- Q 14　動物性自然毒：フグの毒性 ………………………… 24
- Q 15　動物性自然毒：フグ毒の作用機構 ………………… 26
- Q 16　動物性自然毒：フグ毒の自然界における分布 …… 28
- Q 17　動物性自然毒：シガテラ毒 ………………………… 30

Q 18	動物性自然毒：その他の魚類の毒	32
Q 19	動物性自然毒：麻痺性貝毒	35
Q 20	動物性自然毒：下痢性貝毒	37
Q 21	動物性自然毒：貝類の毒	40
Q 22	動物性自然毒：テトラミン中毒	43
Q 23	動物性自然毒：巻貝の毒	45
Q 24	植物性自然毒：キノコに関する迷信	48
Q 25	植物性自然毒：キノコ毒①	49
Q 26	植物性自然毒：キノコ毒②	53
Q 27	植物性自然毒：誤食されやすい有毒高等植物	56
Q 28	植物性自然毒：高等植物の毒	61
Q 29	植物性自然毒：発がん性物質	64
Q 30	植物性自然毒：青酸配糖体	66
Q 31	植物性自然毒：オゴノリの毒	68
Q 32	総合問題 ①	70
Q 33	総合問題 ②	71
Q 34	総合問題 ③	72
Q 35	総合問題 ④	74
Q 36	総合問題 ⑤	76

IV 有害化学物質 79

Q 37	公害	80
Q 38	重金属：魚介類に含まれる水銀の暫定的規制値	82
Q 39	重金属：水銀を含有する魚介類等の摂食に関する注意事項	83
Q 40	重金属：カドミウム	85
Q 41	重金属：魚介類に含まれるヒ素の安全性	87
Q 42	重金属：ヒジキに含まれるヒ素の安全性	89
Q 43	重金属：その他の重金属	91
Q 44	農薬：農薬の範囲	94

Q 45	農薬：ポジティブリスト制度	95
Q 46	農薬：農薬と残留基準値	97
Q 47	農薬：有機塩素系農薬	98
Q 48	農薬：殺虫剤	99
Q 49	農薬：メタミドホスとジクロルボス	101
Q 50	動物用医薬品	103
Q 51	かび毒：アフラトキシン	105
Q 52	かび毒：かびの種類と毒成分	107
Q 53	かび毒：総合問題 ①	111
Q 54	かび毒：総合問題 ②	112
Q 55	添加物：指定の基本的考え方	114
Q 56	添加物：表示方法 ①	116
Q 57	添加物：表示方法 ②	118
Q 58	添加物：着色料	119
Q 59	添加物：発色剤	120
Q 60	添加物：種類と用途 ①	121
Q 61	添加物：種類と用途 ②	122
Q 62	添加物：違反添加物	124
Q 63	添加物：総合問題 ①	126
Q 64	添加物：総合問題 ②	127
Q 65	添加物：総合問題 ③	128
Q 66	添加物：総合問題 ④	130
Q 67	アレルギー様食中毒 ①	132
Q 68	アレルギー様食中毒 ②	133
Q 69	ニトロソ化合物	135
Q 70	脂質：過酸化物	137
Q 71	脂質：総合問題	139
Q 72	発がん物質	140
Q 73	PCB	142
Q 74	ダイオキシン	144

Q 75	器具・容器包装	146
Q 76	内分泌撹乱化学物質	148
Q 77	規制値 ①	149
Q 78	規制値 ②	150
Q 79	総合問題 ①	152
Q 80	総合問題 ②	154
Q 81	総合問題 ③	155
Q 82	総合問題 ④	157
Q 83	総合問題 ⑤	159
Q 84	総合問題 ⑥	161

V 最近の話題 — 163

Q 85	食物アレルギー：特定原材料等	164
Q 86	食物アレルギー：表示方法	165
Q 87	食物アレルギー：発症機構	167
Q 88	食物アレルギー：主なアレルゲン	169
Q 89	食物アレルギー：アレルギー様食中毒との違い	171
Q 90	遺伝子組換え食品：遺伝子とは	173
Q 91	遺伝子組換え食品：種類	175
Q 92	遺伝子組換え食品：安全性審査	176
Q 93	遺伝子組換え食品：表示方法	178
Q 94	BSE：原因物質	180
Q 95	BSE：安全対策	182

VI 危害化学物質の分析方法 — 183

Q 96	マウス試験	184
Q 97	TLC	186
Q 98	HPLC	188

Q 99　GC ……………………………………………………………………190
Q100　ELISA ………………………………………………………………191

I 危害化学物質に関する用語

Q1 次の食品衛生法第6条を読み、問1〜4に答えよ。

　次に掲げる食品又は添加物は、これを販売し（^A不特定又は多数の者に授与する販売以外の場合を含む。以下同じ。）、又は販売の用に供するために、採取し、製造し、輸入し、加工し、使用し、調理し、貯蔵し、若しくは陳列してはならない。

一　（①）し、若しくは（②）したもの又は（③）であるもの。ただし、^B一般に人の健康を損なうおそれがなく飲食に適すると認められているものは、この限りでない。

二　（④）な、若しくは（⑤）な物質が含まれ、若しくは付着し、又はこれらの疑いがあるもの。ただし、^C人の健康を損なうおそれがない場合として厚生労働大臣が定める場合においては、この限りでない。

三　（⑥）により汚染され、又はその疑いがあり、人の健康を損なうおそれがあるもの。

四　（⑦）、（⑧）の混入又は添加その他の事由により、人の健康を損なうおそれがあるもの。

問1　①〜⑧に該当する言葉を下の語群から選べ。
　【語群】　異物、病原微生物、不潔、腐敗、変敗、未熟、有毒、有害
問2　下線部Aの例を挙げよ。
問3　下線部Bに該当する食品の例をあげよ。
問4　下線部Cに該当する食品の例をあげよ。

正解 問1　①腐敗、②変敗、③未熟、④有毒、⑤有害、⑥病原微生物、⑦不潔、⑧異物

　問2　（解答例）不特定の者に授与する販売以外の例は、デパートやスーパーマーケットなどでの試食品の無料提供。多数の者に授与する販売以外の例は、社員食堂での食品の無料提供。

問3 (解答例) 納豆、くさやなど（人によっては腐っていると思うような食品）。

問4 (解答例) フグ（「処理などにより人の健康を損なうおそれがないと認められるフグの種類及び部位」にリストされているフグの種類と部位）、水銀を含有する魚介類（暫定的規制値を超えない魚介類）、PCBを含有する食品（暫定的規制値を超えない食品）など。

解説 食品衛生法第6条は、食品の安全・安心に関わる4つの重要事項が凝縮されている非常に大事な条文である。

本書で主として取り上げる食品危害化学物質は有毒・有害物質で、変敗したもの（脂質の過酸化物）も含む。有毒物質と有害物質の区別は必ずしも明確ではない。一般的には人体に及ぼす危害の程度で判断され、致死量はきわめて少量で危害が大きい毒物に相当するものを有毒物質、有毒物質に比べて危害の程度は低いが、量を多くとったり、継続的に摂取すると危険が増大するものを有害物質という。

● ミニ知識：食品衛生法の変遷

食品衛生法は昭和22年（1947）12月24日に公布され、昭和23年（1948）1月1日に施行された。Q1に示した食品衛生法第6条中「……してはならない」とあるように、強制力があり、違反すると罰則規定もある。社会情勢に応じて改正が重ねられてきたが、食品安全基本法の制定を受け、平成15年（2003）8月29日に抜本的な改正が行われた。

旧食品衛生法では「飲食に起因する衛生上の危害の発生を防止し、公衆衛生の向上及び増進に寄与することを目的とする」と述べられていたが、改正法では「食品の安全性の確保のために公衆衛生の見地から必要な規制その他の措置を講ずることにより、飲食に起因する衛生上の危害の発生を防止し、もって国民の健康の保護を図ることを目的とする」という記載になり、国民の健康の保護が最も重要であるという食品安全基本法の精神が明確にうたわれている。

> **Q2** 次の文章の①〜⑥に適切な言葉を入れよ。

食品の主要成分であるタンパク質、炭水化物、脂質などが保存中に変質し、食品価値が低下したり食用不適になることを（①）という。（①）のうち、増殖した微生物の酵素作用に起因するものを広義の（②）といい、広義の（②）は主としてアンモニアが生成して悪臭を放つ狭義の（②）と酸を生成して香味が低下する（③）にわけられる。微生物の酵素作用ではなく化学反応による（①）としては、油脂の（④）やメイラード反応による（⑤）などがあげられ、油脂の（④）は（③）ともいう。なお、微生物の酵素作用を受けても食生活にとって有用であれば（⑥）と呼んでいる。

正解 ①変敗、②腐敗、③酸敗、④酸化、⑤褐変、⑥発酵

解説 変敗、腐敗、酸敗の相互関係を図 I-1 にまとめたので参照されたい。

狭義の腐敗で生成されるアンモニアは、主として食品中のエキス成分であるアミノ酸に由来する。微生物の酵素によるアミノ酸の分解は、図 I-2 に示すように、1）酸化的脱アミノ反応、2）還元的脱アミノ反応、3）直接的脱アミノ反応、4）脱炭酸反応の 4 種類があり、1）〜3）の反応でアンモニ

変 敗			
微生物の酵素作用による変敗 （広義の腐敗）		微生物の酵素作用によらない 化学的変敗	
主としてアンモニアを 生成（狭義の腐敗）	酸を生成	油脂の酸化	その他（褐変など）
	酸 敗		

図 I-1　腐敗、変敗および酸敗の相互関係

① 酸化的脱アミノ反応

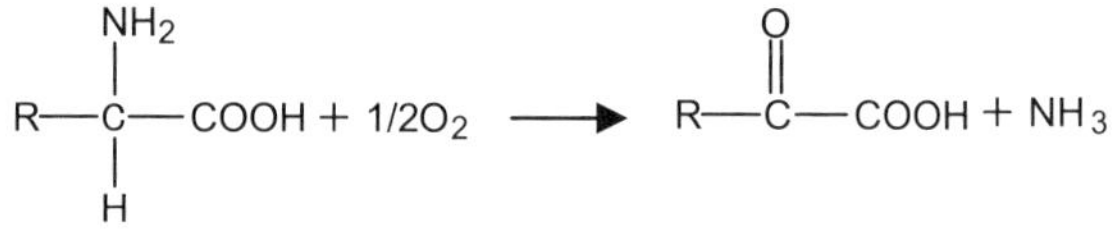

$$R-\underset{H}{\underset{|}{\overset{NH_2}{\overset{|}{C}}}}-COOH + 1/2 O_2 \longrightarrow R-\overset{O}{\overset{\|}{C}}-COOH + NH_3$$

② 還元的脱アミノ反応

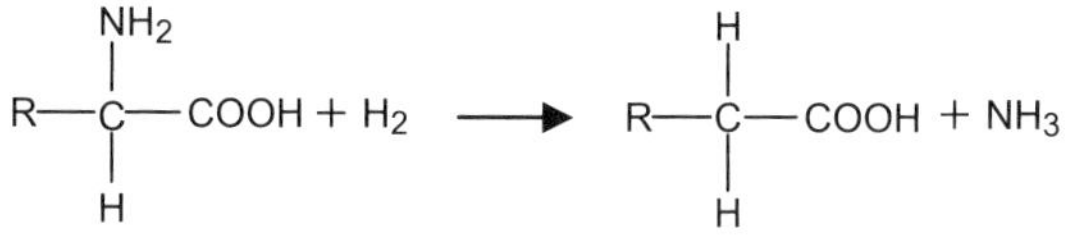

$$R-\underset{H}{\underset{|}{\overset{NH_2}{\overset{|}{C}}}}-COOH + H_2 \longrightarrow R-\underset{H}{\underset{|}{\overset{H}{\overset{|}{C}}}}-COOH + NH_3$$

③ 直接的脱アミノ反応

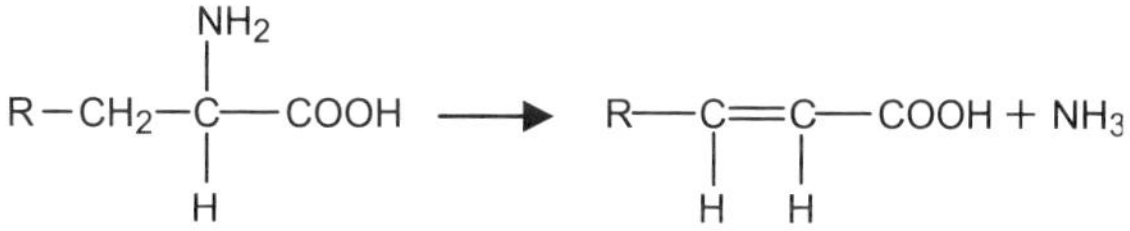

$$R-CH_2-\underset{H}{\underset{|}{\overset{NH_2}{\overset{|}{C}}}}-COOH \longrightarrow R-\underset{H}{\overset{H}{C}}=\underset{H}{\overset{}{C}}-COOH + NH_3$$

④ 脱炭酸反応

$$R-\underset{H}{\underset{|}{\overset{NH_2}{\overset{|}{C}}}}-COOH \longrightarrow R-\underset{H}{\underset{|}{\overset{NH_2}{\overset{|}{C}}}}-H + CO_2$$

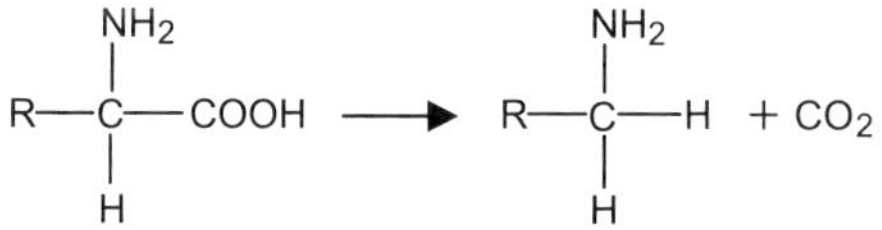

図 I-2 微生物の酵素作用によるアミノ酸の分解反応

アが生成する。4)の例としては、赤身魚の筋肉中に多量に存在するヒスチジンからヒスタミンが生成する反応が有名で、ヒスタミンによりアレルギー様食中毒が引き起こされる（Q67 参照、p.132）。

アンモニアのほかに、含硫アミノ酸（メチオニン、システイン、シスチン）を多く含む卵では、腐敗の際に含硫アミノ酸から硫化水素 H_2S やメチルメルカプタン CH_3SH のような揮発性含硫化合物が生成され、強い悪臭を放つ。魚肉ではトリメチルアミンオキシド $(CH_3)_3N=O$ から生成されるトリメチルアミン $(CH_3)_3N$ なども腐敗の際の悪臭成分である。トリチルアミンなどの揮発性アミン類は、魚臭の主要な成分とも考えられている。

微生物の酵素作用による酸敗では、主として糖類（グルコースやショ糖など）から有機酸（酢酸、乳酸など）が生成する。油脂の酸化（酸敗）では有毒な過酸化物が生成し、過酸化物からはさらに低級脂肪酸やアルデヒド、ケトンなどの不快臭を呈する揮発性成分が生成する（Q70参照、p.137）。褐変反応としては、アミノ酸やタンパク質のアミノ基と、糖類のカルボニル基とが反応し、その後複雑な反応過程を経て褐色物質（メラノイジン）が生成するメイラード反応（アミノカルボニル反応、褐変化反応などとも呼ばれる）が有名である。メイラード反応は食品の褐変を招き品質低下につながることが多く、高温加熱食品では発がん物質（例えばQ72-p.140-で取りあげるアクリルアミド）の生成も懸念されている。

一方、みそや醤油などの発酵食品、パンやクッキーなどの加熱食品ではメイラード反応は色や香りに寄与している。メイラード反応での褐変反応は非酵素的に進行するが、酵素が関与する褐変反応も知られている。その代表例は、リンゴやバナナの皮をむいてしばらく放置すると褐色に変色してくる現象である。

この現象は、リンゴやバナナに含まれているポリフェノール類がポリフェノールオキシダーゼにより酸化され、次いで重合するために起こる。リンゴを塩水につけると褐変を防止できることはよく知られているが、これはポリフェノールオキシダーゼの活性はClイオンによって阻害されることを利用しているのである。

● **ミニ知識：メイラード反応はメラール反応？**

メイラード反応（Maillard reaction）という名称は、1910年代にアミノ酸と糖との反応を詳細に研究したMaillard博士にちなんでつけられた。ただし、Maillard博士はフランス人で、フランス語で正しく読むとMaillardはメラールとなる。

メイラードというのは実はMaillardの英語読みで、Maillard博士としてはメラール反応と読んでもらいたいのかもしれない。

Q3
厚生労働省の食中毒統計では、危害化学物質による食中毒は自然毒食中毒と化学性食中毒にわけられている。自然毒食中毒と化学性食中毒について、お互いの違いがわかるように説明せよ。

正解 （解答例）自然毒食中毒は、食品原料となる動植物中の常成分である有毒成分に起因する食中毒を指す。それに対して、食品原料あるいは食品に本来含まれていないはずの有害化学物質の食品への汚染・混入、食品中での生成、食品との誤用などにより起こる食中毒を化学性食中毒という。

解説 動植物の中には体内に毒成分（自然毒）を持つものが数多く知られている。毒成分は一般的には常成分であるが、食物連鎖を通じて餌から毒を蓄積する場合や、生育の特定の時期にのみ毒を産生する場合もある。自然毒食中毒は、毒成分の由来により動物性自然毒（すべて魚介類由来である）と植物性自然毒による食中毒にわけられる。食中毒統計ではさらに原因生物に基づいて、動物性自然毒中毒はフグとその他、植物性自然毒中毒はキノコとその他にわけて整理されている。

化学性食中毒は常成分ではない有害化学物質が原因となるという点で、自然毒食中毒と決定的に異なる。化学性食中毒の原因となる主な有害化学物質と中毒原因を**表 I–1** に示す。

表 I–1　主な有害物質と中毒原因

有害化学物質	中毒原因		
	食品への汚染・混入	食品での生成	食品との誤用
重金属（有害元素）	○		
農薬等（農薬、動物用医薬品、飼料添加物）	○		○
かび毒	○		
添加物	○		
有機塩素系化合物（PCB、ダイオキシン）	○		
ヒスタミン		○	
油脂酸化物		○	

Q4 化合物 X の食品 A 中の含量は 1 mg/g、食品 B 中の含量は 10 μg/g であった。食品 A および B における化合物 X の含量を ppm で表せ。

正解 食品 A：1,000 ppm、食品 B：10 ppm

解説 食品や生物における危害物質（残留農薬、有害元素など）の含量は一般にわずかである。危害物質に限らず、微量化学物質の含量を示すときには ppm という表現がしばしば用いられている。

ppm とは parts per million の頭文字をとったもので、100 万分の 1 という意味である。1 g の 100 万分の 1 は 1 μg であるので、含量 1 μg/g が 1 ppm ということになる。

含量 1 μg/g を kg あたりで表示すると 1 mg/kg になるので、1 mg/kg も当然 1 ppm である。1 トン積みトラックの荷台に、わずか 1 g の荷物が積まれている状況が 1 ppm に相当すると思えばイメージしやすいかもしれない。

なお、含量の表現には重量％がよく用いられるが（例えば、「1％の食塩水」のように）、ppm と重量％の関係は 1 ppm＝0.0001％ となる。含量がわずかな場合、重量％で表現するとわかりにくく、ppm のほうが便利であることが理解できよう。

ppm は固体中の含量だけでなく液体に溶解している化学物質の濃度を示す場合にも用いられ、1 μg/mL（＝1 mg/L）が 1 ppm である。ただし、ppm は重量比であるので、液体の場合に 1 ppm と表現すると、1 μg/mL ではなく 1 μg/g を意味していることになる。ppm ではなく、1 μg/mL とか 1 μg/g といったように、単位を明記して示したほうが誤解を受けない。

含量がきわめて微量である化学物質の場合には、ppm のほかに ppb（parts per billion、10 億分の 1）、ppt（parts per trillion、1 兆分の 1）もよく用いられる。1 ppm＝1,000 ppb、1 ppb＝1,000 ppt、1 ppm＝1,000,000 ppt という関係になる。

I 危害化学物質に関する用語

> **Q5** LD_{50} について次の問1～3に答えよ。
>
> **問1** LD_{50} を略記しない英語で記せ。
> **問2** LD_{50} の日本語を記せ。
> **問3** LD_{50} とは何かを説明せよ。

正解 **問1** 50% lethal dose
問2 50％致死量（半数致死量も可）
問3 （解答例）化学物質をマウス、ラットなどの実験動物に投与した場合、実験動物の半数が試験期間内に死亡する用量のこと。

解説 LD_{50} は化学物質の急性毒性の強さを示す代表的な指標である。実験動物の 50％ が試験期間内に死亡する用量を求め、実験動物の体重 1 kg あたりで表示する（体重 1 g あたりで表示することもある）。LD_{50} の数値が小さいということは、少ない用量で実験動物が死亡することを意味しているので、数値が小さければ小さいほど毒性は高いことになる。

例えば、LD_{50} が 0.1 mg/kg の化学物質は、LD_{50} が 10 mg/kg の化学物質と比べると毒性は 100 倍高いといえる。なお、ある化学物質に対する感受性は実験動物の種類や投与経路（経口投与、静脈投与、腹腔内投与など）によって異なるので、LD_{50} には必ず用いた実験動物と投与経路をあわせて記載する。

近年、動物愛護の観点から、LD_{50} は研究に必須の場合に限って求める、かつできるだけ少数の実験動物を用いて求めることになっている。

LD_{50} と類似した用語として、LC_{50}（50% lethal concentration；50％致死濃度）、EC_{50}（50% effective dose；50％有効量）、EC_{50}（50% effective concentration；50％有効濃度）がある。環境水中に溶解している化学物質の水中生物（魚など）に対する毒性を示すときには LC_{50} を用いる。ED_{50} や EC_{50} は、死亡させる量や濃度ではなく、化学物質（薬物）が何らかの効果を示す量または濃度を表示するときに用いられる。

> **Q6** フグの毒性はマウスユニット（MU）で表示される。1 MU は体重 20 g の雄マウス（ddY 系）を 30 分で殺す毒量と定義されている。また、フグ毒のヒト（体重 60 kg）に対する致死量は約 10,000 MU と見積もられている。これらを踏まえて次の問 1 および問 2 に答えよ。
>
> 問 1　マウスとヒトではどちらがフグ毒に対して感受性が高いか。
> 問 2　フグの毒性は 10 MU/g（組織）未満であれば無毒とされているが、その理由を説明せよ。

正解　問 1　1 MU は体重 20 g のマウスを殺す毒量であるので、ヒト（体重 60 kg）のフグ毒に対する感受性がマウスと同じであると仮定すると、ヒトの致死量は 60,000 (g)÷20 (g)=3,000 (MU) と算出される。しかし、ヒトの致死量はそれより大きい 10,000 MU であるので、ヒトのフグ毒に対する感受性はマウスより低い、すなわちマウスのほうが感受性が高い。

問 2　（解答例）ヒトの致死量から考えると、毒性が 10 MU/g 未満の組織であれば 1,000 g 以上食べると死亡する可能性がある。しかし、現実的には 1,000 g 以上もフグを食べることは考えられないので、10 MU/g 未満は無毒と判断しても食品衛生上の問題は起こらない。

解説　MU という表示はフグ毒だけでなく、シガテラ毒、麻痺性貝毒および下痢性貝毒の場合にも用いられている。ただし、1 MU の定義は毒成分によって異なる。フグ毒以外の毒成分の 1 MU は次のように定義されている。

シガテラ毒：体重 17–20 g の雄マウス（ddY 系または ICR 系）を 24 時間で殺す毒量
麻痺性貝毒：体重 20 g の雄マウス（ddY 系）を 15 分で殺す毒量
下痢性貝毒：体重 16–20 g の雄マウス（ddY 系または ICR 系）を 24 時間で殺す毒量

> **Q7** ADI について次の問 1〜3 に答えよ。
>
> 問1　ADI を略記しない英語で記せ。
> 問2　ADI の日本語を記せ。
> 問3　ADI とは何かを説明せよ。

正解　問1　acceptable daily intake
問2　1日摂取許容量（1日許容摂取量、許容1日摂取量でも可）
問3　（解答例）当該化学物質についてヒトが一生涯にわたり摂取しても健康へ有害な影響が認められないと判断される体重1kgあたりの1日あたりの摂取量のこと。

解説　ADI（エイディアイと読む）は化学物質の安全性を議論する際の重要な概念で、単位は mg/kg（体重）/日のように表される。添加物の使用基準、農薬の残留基準などの設定は ADI に基づいている。日本語では1日摂取許容量、1日許容摂取量または許容1日摂取量といわれ統一されていないので、単にADIといったほうがよいかもしれない。ADIに関連した用語として TDI がある。TDI は tolerable daily intake の略で、耐容1日摂取量という（ADI と違って TDI に対する日本語は耐容1日摂取量で統一されている）。TDI は数値的には ADI と一致するが、ADI の「許容」という表現が摂取してもいいという印象を与えるので、ダイオキシンなどのように毒性が強い化学物質に対しては ADI の代わりに TDI が用いられている。そのほか、AWI (acceptable weekly intake) や TWI (tolerable weekly intake) という表現もしばしばみられる。AWI は週間摂取許容量（週間許容摂取量、許容週間摂取量）、TWI は耐容週間摂取量のことで、当然、AWI＝ADI×7、TWI＝TDI×7である。また、正確な ADI（＝TDI）が求められていない化学物質も多く、暫定的耐容1日摂取量を意味する PTDI (provisional tolerable daily intake)、暫定的耐容週間摂取量を意味する PTWI (provisional tolerable weekly intake) などが用いられることもある。

12　　　　　　　　Ⅰ　危害化学物質に関する用語

Q8　次の文は、食品添加物の安全性の確保に関する記述であるが、文中の空所①〜⑤に該当する語を入れよ。

　食品添加物の安全性は、ラット、イヌなどの実験動物や微生物、培養細胞を用いた毒性に関する試験で安全性が評価される。
　安全性が確認された食品添加物は、まず、実験動物等による毒性に関する試験の結果から、有害な影響を示さない最大量である ① を決定する。次に、実験動物とヒトとの ② 及びヒトにおける個体差を考慮した数値である ③ で ① を除すことにより、ヒトが一生涯にわたって毎日摂取しても影響のない量である ④ を求める。求められた結果と、日本人の平均的な食品の ⑤ を考慮して、その食品添加物が使用できる食品の種類及び使用できる最大量である使用基準が食品衛生法で規定される。

（平成17年東京都特別区職員衛生監視（衛生）採用試験問題）

正解　① 無毒性量（無有害量、最大無毒性量、最大無有害量、最大無有毒量、NOAEL でも可）、② 種差、③ 安全係数（不確実係数でも可）、④ ADI（1日摂取許容量、1日許容摂取量、許容1日摂取量でも可）、⑤ 1日摂取量

解説　問題文は食品添加物について書かれているが、ADI の算出方法（概略図を**図I-3**に示す）はすべての有害化学物質に適用できる。①〜③について、以下に説明を加えておく。

① 無毒性量は NOAEL（no observed adverse effect level）と略される（NOAEL はノアエルと読む）。NOAEL と似た言葉として NOEL（no observed effect level）というものがあり、無作用量、最大無作用量、無影響量または最大無影響量と訳されている（NOEL はノエルと読む）。NOAEL と NOEL は同義語として用いられることもある。国際機関では NOAEL が使用されることが多い。NOAEL の定義を問題文より少し詳しく述べると、

マウス、ラット、イヌなどの実験動物や微生物、培養細胞を用いた急性毒性試験、慢性毒性試験、生殖発生毒性試験、発がん試験などの結果から、生物学的なすべての有害影響が対照群に対して統計学的に有意な変化を示さなかった最大の投与量となる。

② これまでの毒性学的研究から、実験動物とヒトが影響を受ける量は一般的に10倍の差がないことが知られている。

③ ヒトの個体差（性別、年齢、健康状態など）によって影響を受ける量も、一般的に10倍の差がないことが知られている。したがって多くの場合、実験動物とヒトの種差を最大10倍、ヒトの個体差を最大10倍と見積もり、安全係数としては10×10＝100が採用されている。

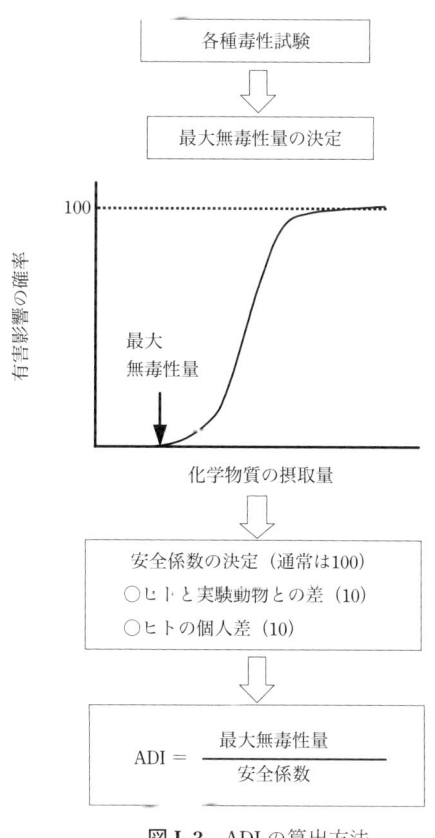

図 I-3　ADI の算出方法

II 危害化学物質による食中毒発生状況

Q9 次の図は食中毒発生状況（平成10〜18年（1998〜2006）の累計）を原因物質別に示したものである。図の①〜⑤に相当する原因物質を下の語群から選べ。

事件数
（総数：18,015件）

患者数
（総数：301,636人）

死者数
（総数：66人）

【語群】 化学物質、自然毒、細菌、ウイルス、その他（不明を含む）

正解 ① 細菌、② ウイルス、③ 化学物質、④ 自然毒、⑤ その他（不明を含む）

解説 事件数、患者数とも細菌による食中毒が圧倒的に多い。細菌性食中毒ではかなりの死者を出しているが、ほとんどが腸管出血性大腸菌（O157）によるものである。事件数、患者数ではウイルスによる食中毒も多いが、ウイルスのほとんどはノロウイルスである。

一方、危害化学物質による食中毒は事件数、患者数の点ではウエートが低い。しかし自然毒食中毒は、事件数、患者数の比率は低くても、フグ毒やキノコ毒のように致命的なものが多いため全食中毒死者数の過半数を占めており、食品衛生上きわめて重要である。

化学性食中毒は事件数、患者数のいずれも1％以下と非常に少ないが、過去に悲惨な事件（水銀による水俣病、カドミウムによるイタイイタイ病、ヒ素ミルク中毒事件、PCBによるカネミ油症事件など）を引き起こしているので無視できない。

Ⅱ 危害化学物質による食中毒発生状況　17

Q10 次の図は自然毒食中毒の発生状況（平成10～18年（1998～2006）の累計）を、フグ毒、フグ以外の動物性自然毒、キノコ毒、キノコ以外の植物性自然毒にわけて示したものである。図の①～④に相当する原因物質を述べよ。

事件数（総数：1,098件）

患者数（総数：3,717人）

死者数（総数：38人）

正解　① キノコ毒、② フグ毒、③ キノコ以外の植物性自然毒、④ フグ毒以外の動物性自然毒

解説　動物性自然毒による食中毒ではフグ毒が重要で、フグ中毒は動物性自然毒中毒の発生件数の約80％、死者数の100％を占めている。フグ毒以外の動物性自然毒による食中毒の大半は、魚類のシガテラ毒とエゾバイ科巻貝のテトラミンが原因である。

植物性自然毒の中ではキノコ毒が特に重要で、事件数、患者数、死者数のいずれにおいても植物性自然毒中毒の過半数を占めている。植物性自然毒中毒は、キノコ以外ではバイケイソウ、トリカブトおよびチョウセンアサガオによるものが多い。

なお、キノコは生物学的にはかびと同じ菌類の仲間で植物ではない。しかし、一般消費者の多くはキノコを植物と考えているので、食中毒統計でもキノコ毒は植物性自然毒として扱っている。

Q11 次の表は平成14〜19年（2002〜2007）のキノコ中毒を発生件数の多い順に示したものである。①、②に相当するキノコを下の語群から選べ。

順位	キノコ	件数（件）	患者数（人）	死者数（人）
1	①	92	361	0
2	②	45	166	0
3	ドクササコ	15	27	0
4	テングタケ	12	19	0
5	カキシメジ	10	39	0

【語群】 クサウラベニタケ、シロタマゴテングタケ、ツキヨタケ、ドクツルタケ、ニセクロハツ

正解 ① ツキヨタケ、② クサウラベニタケ

解説 キノコ中毒はツキヨタケによるものがだんとつに多く、クサウラベニタケによる中毒がそれに続く。ツキヨタケ、クサウラベニタケをはじめ、表に示した中毒例の多い5種類のキノコによる死者はない。中毒件数は少ないが、死者を出している猛毒キノコはシロタマゴテングタケ、タマゴテングタケ、ドクツルタケ、ニセクロハツなどで、特にシロタマゴテングタケとドクツルタケによる死者が多い。

毒キノコは食用キノコと類似しているものが多く（**表II-1**）、キノコ中毒のほとんどは毒キノコを食用キノコと誤認したことにより発生している。また、キノコ狩りにいって野山で採ったキノコを持ち帰り、家庭で調理して食べた中毒事例が圧倒的に多い（キノコによる中毒件数の約90％は家庭で発生している）。とにかく、わからないキノコは採らない、食べないことである。また、キノコ狩りにいって採ってきたキノコを近所に配る人がいるが、配らない、もらわない（もらっても食べない）ことも重要である。

表II-1 食用キノコと誤認されやすい毒キノコ

毒キノコ	類似の食用キノコ
カキシメジ	チャナメツムタケ、マツタケモドキ
クサウラベニタケ	シメジ類（ウラベニホテイシメジ、ハタケシメジなど）
シビレタケ類	ナラタケ、エノキダケ
シャグマアミガサタケ	アミガサタケ
シロタマゴテングタケ	シロオオハラタケ、シロマツタケモドキ
ツキヨタケ	ムキタケ、シイタケ、ヒラタケ
ドクササコ	カヤタケ
ドクツルタケ	シロオオハラタケ、シロマツタケモドキ
ニセクロハツ	クロハツ
ベニテングタケ	タマゴタケ
ホテイシメジ	カヤタケ

● ミニ知識：光るキノコ

　オワンクラゲの発光物質に関する研究の過程で、緑色蛍光タンパク質（green fluorescence protein）を発見した下村　脩博士が、2008年のノーベル化学賞を受賞したことは記憶に新しい。光る生物としては、オワンクラゲのほかにホタル、ホタルイカ、夜光虫などと並んでキノコも有名である。

　光るキノコの代表は食中毒事例が最も多いツキヨタケ（漢字では「月夜茸」と書く）である。ツキヨタケはそのヒダが暗闇で青白く光り、発光物質はランプテロフラビンである。ツキヨタケの学名は *Lampteromyces japonicus* というが、*Lampleromyces* は「輝く菌」という意味である（キノコは菌類である）。ただし、ツキヨタケの発光は非常に弱いので、昼間に手でおおって暗くした程度では光るかどうかの判断はまず無理である。また、ツキヨタケは成熟が進むとほとんど発光しないともいわれているので、キノコ狩りに行って、光るか光らないかでツキヨタケを識別することは危険である。

　キノコのうち最もよく光るのはヤコウタケである。10本程度が群生していれば、夜でも新聞が読めるほど強く光るという。ヤコウタケは有毒キノコではないが、味が悪いので食用にはされていない。

Q12 次の表は化学性食中毒の発生状況（平成14～18年（2002～2006））を、化学物質Aとその他にわけて示したものである。化学物質Aは何か。

年	件数（件）		患者数（人）		死者数（人）	
	化学物質A	その他	化学物質A	その他	化学物質A	その他
平成14	7	2	75	79	0	0
15	8	0	218	0	0	0
16	8	4	162	137	0	0
17	10	5	111	8	0	0
18	14	1	165	7	0	0
小計	47	12	731	231	0	0
合計	59		962		0	

正解 ヒスタミン

解説 化学性食中毒は、ヒスタミンを原因とするアレルギー様食中毒（Q67参照）が圧倒的に多く、事件数、患者数の75～80％を占めている。ヒスタミン以外で原因物質が明らかになっているものは、平成14～18年（2002～2006）には5件しかないが、そのうち変敗油脂によるものが2件、殺虫剤、灯油、消毒剤によるものが各1件となっている。殺虫剤、灯油、消毒剤による中毒はいずれも人為的な単純ミスが原因である。

戦後間もない頃のわが国で多発したメチルアルコール中毒（昭和20年（1945）には患者569人、死者403人、昭和21年（1946）には患者2,453人、死者1,841人、昭和22年（1947）には患者288人、死者143人を出している）は、昭和52年（1977）に発生した1件を最後に根絶している。

なお、以前は、化学性食中毒はメタノールとその他にわけて集計されていたが、現在では特に区分されていない。

III 自然毒（有毒物質）

22　　III　自然毒（有毒物質）

Q13　フグ中毒に関する次の説明のうち、正しいものには○、誤っているものには×をつけよ。

① (　)　フグ中毒による死者は全食中毒死者の約10％を占めている。
② (　)　フグ中毒は食後約1日経過してから症状が現れる。
③ (　)　フグ中毒にかかると、たとえ回復しても後遺症が残る。
④ (　)　フグ中毒は家庭での発生が最も多い。
⑤ (　)　フグ中毒の発生は地域的には西日本が多い。

正解　① ×、② ×、③ ×、④ ○、⑤ ○

解説　① フグ中毒による死者は全食中毒死者の約半分を占めている（図III-1）。近年、フグ中毒死者は減少しており、食中毒死者の減少につながっている。しかし、最近10年間でもフグ中毒は毎年25件前後、患者数は40人前後と横ばい状態であり、依然として最も警戒を要する中毒であることには変わりない。

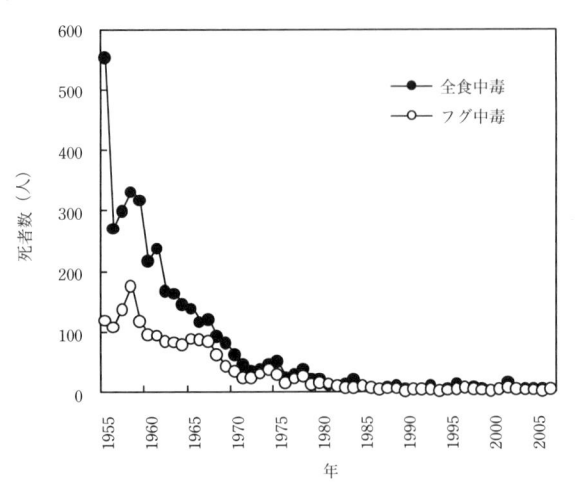

図III-1　全食中毒死者数およびフグ中毒死者数の経年変化

② フグ中毒は早ければ食後 2 0〜3 0 分で、遅くとも 2〜3 時間以内に現れる。唇、舌先のしびれから始まり、指先のしびれが続く。頭痛や腹痛を伴うこともある。次いで歩行困難、言語障害が起こり、重篤な場合には呼吸麻痺により死亡する。致死時間は 4〜6 時間と早い。なお、発症しても 8 時間以上生命を維持できれば回復するといわれている。

③ フグ中毒では後遺症はみられない。「片棒かつぐは夕べの飲み仲間」という川柳があるが、これはフグ中毒の状況を詠んだものである。ここでいう片棒とは棺桶の片棒で、前の晩にフグをつまみにして酒を飲み、フグ中毒にかかって不幸にも死んだ人は棺桶の中に、幸いにして助かった人は棺桶の片棒をかついでいるのである。すなわち、フグ中毒の生死の分かれ目は 1 日で、助かった人は後遺症もなく片棒をかつげるほど回復しているのである。

④ フグ中毒の約 80％は家庭での素人料理が原因である。

⑤ フグの本場は下関といわれるように、フグの食習慣は古くから西日本で定着しており、中毒も西日本、とくに瀬戸内海沿岸で多発している。

● ミニ知識：フグの呼び名あれこれ

"フグは食いたし命は惜しし"といいつつ、日本では古くからフグを食用にしてきた。庶民になじまれてきたことを反映して、地域によってフグはさまざまな名前で呼ばれている。以下にその代表的なものを紹介しておく。

てっぽう―関西ではふぐ刺しのことを「てっさ」、ふぐちりのことを「てっちり」という。"てっ"がフグに相当し、てっぽう（鉄砲）が省略されたものである。たま（鉄砲の玉と、まれにという意味のたま）に当たると死ぬという意味である。

がんば―長崎県島原地方で呼ばれていた名前である。がんばとは棺桶のことで、棺桶を用意して食べる魚という意味である。長崎県の飲み屋さんのメニューには今でもがんばと書かれている。

とみ―千葉県銚子で呼ばれていた名前である。とみとは富くじ（今の宝くじ）が省略されたもので、めったにあたらないという意味である。確かに宝くじは当たりませんね。

> **Q14** フグの毒性に関する次の説明のうち、正しいものを1つ選べ。
>
> ① フグ目魚類はフグ科、ハコフグ科、ハリセンボン科、ウチワフグ科などにわけられているが、フグ毒を持つという意味で有毒なのはフグ科に限られている。
> ② フグの毒性は組織によって大きく異なるが、一般的に肝臓と精巣の毒性が高く、卵巣は低い。
> ③ 筋肉が有毒なフグは知られていない。
> ④ フグの毒性は種類間では差が大きいが、同じ種類では個体差はあまりない。
> ⑤ 養殖トラフグの毒性は天然トラフグと同程度である。

正解 ①

解説 各種フグの毒性は**表Ⅲ-1**にまとめたので参考にされたい。

① フグ目魚類の中でフグ毒(テトロドトキシン)を持つのはフグ科に限られている。「フグ毒を持つという意味で」とわざわざことわったのは、ハコフグ科の魚は体表粘液にフグ毒とは異なる毒成分(パフトキシンおよびその誘導体)を含んでいるからである。パフトキシンは他の魚を殺す作用があるので、ハコフグ類の活魚輸送の際は同じ水槽に他の魚を入れない。

② 表Ⅲ-1 からもわかるように、フグの毒性は一般的に肝臓と卵巣が高く、精巣は無毒の種類が多い。

③ 表Ⅲ-1 には示していないが、ドクサバフグは筋肉を含めてすべての組織が有毒であることが知られている。反対に、サバフグ、カワフグなどはすべての組織が無毒である。ドクサバフグとサバフグは外見が非常に似ており、ドクサバフグをサバフグと間違えて加工に回し、中毒を引き起こした例がある。

④ フグの毒性は個体差が大きく、すべての個体が表Ⅲ-1 に示した毒性を示すというわけではない。食品衛生の観点から、これまでに得られた毒性

の最高値に基づいて表 III-1 は作られている。

⑤ 近年、フグの中で高級とされているトラフグは養殖が盛んに行われるようになってきた。天然トラフグと違い、養殖トラフグは一般的にすべての組織が無毒であり、フグ毒の外因説を示唆している。

表 III-1 日本産フグ科魚類の組織別毒性

種類	卵巣	精巣	肝臓	胆のう	皮膚	腸	筋肉	血液
キタマクラ	○		△		▲	△	○	
カワフグ（ヨリトフグ）	○	○	○		○	○	○	
クマサカフグ	○	○	○		○		○	
サバフグ	○	○	○		○	○	○	
カナフグ	○	○	▲	△	○	○	○	
センニンフグ	●		▲	▲	△	▲	△	
メフグ	●	○	▲		▲	▲	○	
シマフグ	▲		▲		○	○	△	
トラフグ	▲	○	▲		○	△	○	○
カラス	●		●					
クサフグ	●	△	●		▲	●	△	
ゴマフグ	●	△	●	▲	▲	○	△	
ショウサイフグ	●	△	●		▲	▲	△	
ナシフグ	●	△	▲		▲	▲	△	
マフグ	●	○	●		▲	▲	○	
コモンフグ	●	▲	●		▲	▲	△	
ムシフグ	▲	○	▲		▲	○	○	
ヒガンフグ	●	▲	●	●	▲	▲	▲	○
アカメフグ	●		▲		▲	○	○	○
サンサイフグ	▲	○	▲		△	▲	○	
ナメラダマシ	▲	○	△		△	△	○	
ホンフグ	▲	○	○		△	△	○	
シロアミフグ	●		△	△	○	○	○	

● 猛毒（1,000 MU/g 以上）、　▲ 強毒（100 MU/g 以上～1,000 MU/g 未満）、　△ 弱毒（10 MU/g 以上～100 MU/g 未満）、　○ 無毒（10 MU/g 未満）

Q15 フグ毒の作用機構に関する次の文章の①～④に適切な言葉を入れよ。

　フグ毒の本体は（①）という強力な神経毒である。（①）は神経や骨格筋の細胞膜にある（②）チャンネルに作用する。細胞膜には特定のイオンのみを通過させるイオンチャンネルがあり、興奮の伝達において重要な役割をしている。

　静止時には細胞外は（②）イオンが、細胞内は（③）イオンが多く、細胞内の電位は細胞外に比べて少し低くなっている。刺激が加わると、（②）チャンネルが開いて細胞外の（②）イオンは細胞内に流入し、細胞内の電位は高くなる。

　電位が一定の高さになると（②）チャンネルは閉じ、今度は（③）チャンネルが開いて細胞内の（③）イオンは細胞外に流出し、細胞内の電位は元の状態に戻る。こうして生じる一過性の電位を（④）電位と呼んでいるが、（④）電位が隣接部位への刺激となって同様に次々と発生することで興奮が伝わる仕組みになっている。

　（①）は（②）チャンネルと結合してチャンネルをブロックし、（②）イオンの細胞内への流入を阻止する。したがって（④）電位が発生せず、興奮の伝達が阻害されることになる。

正解 ① テトロドトキシン、② ナトリウム、③ カリウム、④ 活動

解説 テトロドトキシン（TTX）（図 III-2）のように、ナトリウムチャンネルに作用する神経毒はナトリウムチャンネル毒と総称されている。ナトリウムチャンネルには毒成分が結合するサイトが少なくとも5つ知られており、TTX はサイト1に結合してチャンネルをブロックし、ナトリウムイオンが細胞外から細胞内へ入るのを阻止する。

　TTX と同じ作用機構を持つ毒成分としては、麻痺性貝毒のサキシトキシン類やゴニオトキシン類がある。海産毒の中では、イソギンチャクのナトリ

ウムチャンネル毒はサイト 3 に、シガテラ毒の主成分であるシガトキシンはサイト 5 に結合し、いずれも TTX とは反対にナトリウムチャンネルを開きっぱなしにし、細胞内へのナトリウムイオンの過剰流入を招く。

毒成分は嫌われ者であることが多いが、TTX などのナトリウムチャンネル毒は、薬理学分野などでは貴重な試薬として大いに活用されている。

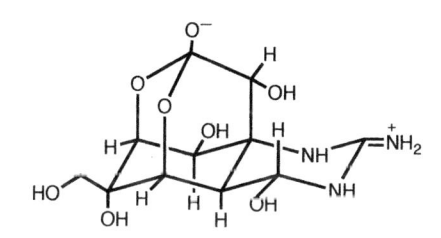

図 III-2　フグ毒（テトロドトキシン）の構造

● ミニ知識：フグ毒＝テトロドトキシンは正しいか？

　どんな書物を開いても、フグ毒の本体はテトロドトキシンと書かれており、フグ毒＝テトロドトキシンいうのは常識とされている。しかし近年、この常識が少しずつ覆されつつある。

　東南アジア（タイ、カンボジアなど）の淡水産フグ（*Tetraodon* 属）の毒の本体はテトロドトキシンではなく麻痺性貝毒であることが示され、その後、フロリダの汽水産フグ（*Sphoeroides* 属）、フィリピン近海の海産フグ（*Anthron* 属）の毒も麻痺性貝毒であることが判明した。さらに、日本近海のホシフグも、卵巣に主成分として麻痺性貝毒を持つことが明らかにされた。

　このように麻痺性貝毒を主成分とするフグが次々に見つかっているので、フグ毒＝テトロドトキシンという先入観を捨て、各種フグの毒成分を詳細に検討する必要がある。

　ヒトに対する致死量はテトロドトキシンでは 10,000 MU、麻痺性貝毒では 3,000 MU と推定されており、麻痺性貝毒のほうがテトロドトキシンより 3 倍ほど毒性が高い。フグ毒＝テトロドトキシンという常識が崩れれば、フグ中毒対策も再検討の必要があろう。

Q16 次の動物のうち、フグ毒テトロドトキシン（TTX）が検出されているものをすべて選べ。

アブラソコムツ、アワビ、イシナギ、イソメ、イモリ、サンショウウオ、スベスベマンジュウガニ、ツムギハゼ、トゲモミジガイ、ナガズカ、ヒメエゾボラ、ヒョウモンダコ、ボウシュウボラ、ヤドクガエル、ヤモリ

正解 イモリ、スベスベマンジュウガニ、ツムギハゼ、トゲモミジガイ、ヒョウモンダコ、ボウシュウボラ、ヤドクガエル

解説 テトロドトキシン（TTX）は、フグの専売特許ではなく自然界に広く分布し、なかには中毒の危険もある。TTX を持つことが明らかにされている主要な生物を**表 III-2** にまとめたので参考にされたい。

食中毒例のあるものとして、まずウモレオウギガニ類（スベスベマンジュウガニなど）であるが、これらカニ類はみそ汁のだしをとる際に誤って使い、中毒を招いている。毒成分は麻痺性貝毒のサキシトキシンであることが最初に報告されたが、その後、生息地域によっては TTX が主成分であることが示された。

巻貝のボウシュウボラ、バイも TTX 中毒を起こしたことがあるが、これら巻貝はいつでも TTX を持っているのではなく、たまたま TTX 保有動物を餌としたときに毒化する。実際、ボウシュウボラの消化管内容物から TTX 保有動物であるモミジガイ類（貝と間違えそうな名前であるがヒトデ類である）が見つかっている。

食中毒には関与しないが、危険なものとしてヒョウモンダコの TTX があげられる。ヒョウモンダコは後部唾液腺という組織に TTX を持っており、捕食の際に TTX を餌動物の麻痺に利用している。ヒョウモンダコは全長 10 cm 程度の小型のタコで、英語で blue-ringed octopus と呼ばれているように、褐色の体に小さな青いリング状の斑紋が散在しており、この斑紋は刺激に

よって鮮やかな蛍光色に変わる。

　非常にきれいなのでついつい手にとって手の甲や腕にはわせていると咬まれ、唾液腺のTTXが体に入って麻痺症状が引き起こされる。ダイバーなどはくれぐれも注意をされたい。

　問題にあげた動物のうち、アブラソコムツは筋肉に高濃度のワックスエステル（Q18参照、p.32）、アワビは中腸腺にピロフェオホルバイドa（Q23参照、p.45）、イシナギは肝臓に高濃度のビタミンA（Q18参照）、ナガズカは卵巣にジノグネリン（Q18参照）、ヒメエゾボラは唾液腺にテトラミン（Q22参照、p.43）を含み、いずれも食中毒の原因となる。また、釣りの餌にされる環形動物イソメはネライストキシンという殺虫効果のある毒成分を持っているが、ネライストキシンをモデルとしたカルタップは、「Padan®」という商品名で農薬として広く使用されてきた。海産毒のなかで最も大々的に有効利用された毒成分である（Q48のミニ知識を参照、p.100）。

表III-2　フグ毒テトロドトキシンを持つ主な生物

分　類	生　物　種
両生類	イモリ類（カリフォルニアイモリ、アカハライモリなど）、カエル類（ミズカキヤドクガエル、*Atelopus*属のカエル）
魚類	フグ類、ツムギハゼ
棘皮動物	モミジガイ類（トゲモミジガイ、モミジガイなど）
毛顎動物	ヤムシ類
節足動物	オウギガニ類（スベスベマンジュウガニ、ウモレオウギガニ）、マルオカブトガニ
軟体動物	ヒョウモンダコ、巻貝類（ボウシュウボラ、バイなど）
扁形動物	ヒラムシ類（オオツノヒラムシ、ツノヒラムシ）
紐形動物	ヒモムシ類（ミドリヒモムシ、クリゲヒモムシ）
環形動物	エラコ
海藻類	紅藻（ヒメモサヅキ）

Q17 シガテラに関する次の説明のうち、正しいものを1つ選べ。

① シガテラは熱帯から亜熱帯海域に生息する巻貝を摂食することにより起こる食中毒である。
② シガテラの特徴的な中毒症状はドライアイスセンセーションである。
③ シガテラは致命的で、毎年多数の死者が出ている。
④ シガテラ毒の本体はパリトキシンである。
⑤ シガテラ毒は外因性で、珪藻が産生する。

正解 ②

解説 ① シガテラ（ciguatera）は、最初はカリブ海に生息するシガ（cigua）と呼ばれるニシキウズガイ科の巻貝（和名チャウダーガイ）を原因とする食中毒に対して命名されたが、今では熱帯から亜熱帯海域に生息する魚類による食中毒のことをいう。

世界最大規模の食中毒で、毎年約2万人の中毒患者を出していると推定されている。わが国では南西諸島が中毒域であるが、近年、南西諸島以外の国内でもシガテラが散発している。

シガテラ毒魚は数百種に及ぶといわれているが、特に問題となる魚種はウツボ科のドクウツボ、カマス科のドクカマス（オニカマス）、スズキ科のマダラハタ、バラハタ、フエダイ科のイッテンフエダイ、バラフエダイ、ブダイ科のナンヨウブダイ、ニザダイ科のサザナミハギなどの約20種である。

しかし、これら有毒魚でも、個体、漁獲場所、漁獲時期によって無毒から強毒まで著しい差があり、中毒発生の予知を困難にしている。

② シガテラでは神経系障害（筋肉痛、ドライアイスセンセーションなど）、消化器系障害（下痢、嘔吐など）、循環器系障害（血圧低下など）がみられるが、特徴的な症状は温度感覚異常のドライアイスセンセーション（水に触れるとドライアイスに触れたように感じる）である。

ドライアイスセンセーションは長期間持続することが多く、回復に数カ月を要することもある。そのため、漁師が中毒にかかると長期間漁に出られなくなり、死活問題となる。

③ シガテラで死亡することはまずない。

④ パリトキシンはアオブダイ中毒の原因毒と考えられている（Q18 参照）。シガテラの主要な原因毒は脂溶性のシガトキシン類で、主成分はシガトキシン 1B（図 III-3）である。その他にサザナミハギからは水溶性のマイトトキシンも得られている。いずれもポリエーテル化合物で、シガトキシン 1B は分子量 1,110、マイトトキシンは分子量 3,422 と非常に大きい分子である。

マウス（腹腔内投与）に対する LD_{50} は、シガトキシン 0.35 µg/kg、マイトトキシン 0.05 µg/kg で、フグ毒テトロドトキシンの LD_{50}（10 µg/kg）と比べると前者は約30倍、後者は約200倍も強い毒性を示す。

⑤ シガテラ毒を産生するのは渦鞭毛藻の *Gambierdiscus toxicus* である。*G. toxicus* は、石灰藻などの海藻の表面に高濃度に付着して生育する渦鞭毛藻である。

シガテラ魚の毒化は、まず海藻を餌とする藻食魚が海藻とともに *G. toxicus* を取り込んで毒を蓄積し、次いで肉食魚が藻食魚を食べて毒を蓄積するという食物連鎖で説明することができる。したがって、大型の肉食魚の毒性が高い傾向がある。

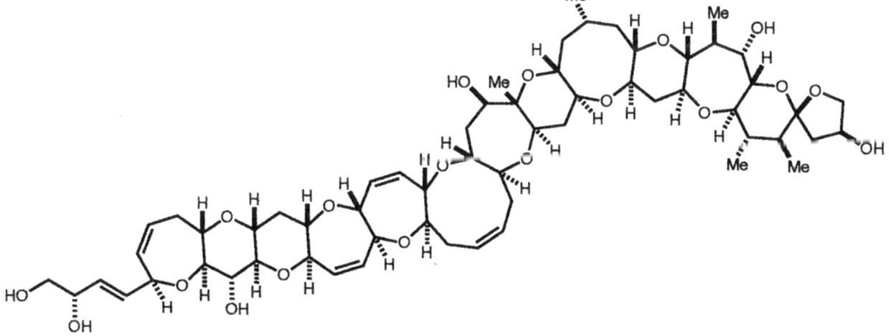

図 III-3　シガトキシン 1B の構造

> **Q18** 次の①〜⑥に該当する魚を下記の語群から選べ。
>
> ① 肝臓に多量のビタミンAを含み、肝臓摂食によりビタミンA過剰症と呼ばれる中毒を引き起こす。
> ② 筋肉中の脂質の主成分は普通の魚と同じくトリグリセリドであるが、脂質含量が50％近くに達することもあるほど高く、食べると下痢が起こる。
> ③ 筋肉中の脂質含量は約20％と高く、しかも脂質の主成分はワックスエステルであり、食べると下痢が起こる。
> ④ 卵巣に毒成分を含み、その摂食により嘔吐、下痢、腹痛などの胃腸障害が引き起こされる。
> ⑤ 肝臓に毒成分を含むことがあり、その摂食により筋肉痛、関節痛、ミオグロビン尿症などが引き起こされ死亡することもある。
> ⑥ 胆のうは眼精疲労、聴力および咳に効果があるとされているが、有毒なこともあり、腎不全や肝不全を伴った中毒の原因となっている。
>
> 【語群】 アオブダイ、アブラソコムツ、アブラボウズ、イシナギ、コイ、ナガズカ

正解 ① イシナギ、② アブラボウズ、③ アブラソコムツ、④ ナガズカ、⑤ アオブダイ、⑥ コイ

解説 フグ毒とシガテラ毒以外の魚類の毒成分を整理するために出題した。

① ビタミンA過剰症は食後30分～12時間で現れ、激しい頭痛、発熱、吐き気などがみられる。2日目頃からは顔面や頭部の皮膚の剥離という特異な症状が伴う。ビタミンAは厳密な意味では自然毒とはいえないが、厚生労働省の食中毒統計では自然毒に含められている。原因魚としてはハタ科の

イシナギが最も有名であるが、サメ、マグロ、ブリなどの大型魚、とくに老成魚の肝臓でもビタミンA含量が高く、中毒例がある。

なお、イシナギの肝臓は昭和35年（1960）以来食用禁止となっている。

②、③ 脂質による中毒も厚生労働省の食中毒統計では自然毒中毒に分類されている。ギンダラ科のアブラボウズではトリグリセリド、クロタチカマス科のアブラソコムツおよびバラムツでは高級脂肪酸（R_1COOH）と高級アルコール（R_2OH）のエステルであるワックスエステル（R_1COOR_2、単にワックスとも呼ばれる）が中毒原因物質である。

動物実験により、ワックスエステルは下痢と皮脂漏症（脂が皮膚からしみ出てくる症状で、セボレアともいう）を引き起こすことが証明されている。

なお、バラムツは昭和45年（1970）に、アブラソコムツは昭和56年（1981）に食用禁止措置がとられている。

④ 卵巣を食べると嘔吐、下痢、腹痛などの胃腸障害を引き起こすと疑われている魚類は多いが、ナガズカでは実際に中毒事件があり、原因毒が明らかにされている。ナガズカの主産地である北海道では「ナガズカの卵はカラスも食べない」とか「ハエもつかない」という言い伝えが古くからあるため中毒はまれであった。

中毒事件は、ナガズカがねり製品原料として出荷されるようになった1960年頃に本州で一時的に続発した。毒成分の本体はジノグネリン（**図III-4**）で、アデノシンを含む特殊なリゾ型リン脂質である。

⑤ アオブダイの摂食（主として肝臓の摂食）による中毒事件はこれまでに十数件発生し、数名の死者も記録されている。中毒の主な症状は筋肉痛で、その他に関節痛、ミオグロビン尿症（筋肉崩壊により筋肉中の色素タンパク質であるミオグロビンが尿中に現れる症状）を伴い、重症の場合には呼吸困難やショックにより死亡する。

平成10年（1998）10月に厚生省（現厚生労働省）から、アオブダイの販売を自粛する旨の通達が出された。毒成分の本体は分子量約2,700の非常に複雑な構造をしたパリトキシン、またはその類縁化合物であると考えられている。

⑥ コイ、ソウギョをはじめとしたコイ科魚類の胆のうは時として有毒で、

致命的なこともある。中国や東南アジアでは、ソウギョの胆のうを食べて急性腎不全、肝不全、唇および舌のしびれ、手足の麻痺・けいれんなどを伴った中毒が発生し、死者も出ている。わが国でもコイ胆のうによる中毒例がある。原因毒は5α-キプリノール硫酸エステル（**図III-5**）で、胆汁の常成分である5α-キプリノールの誘導体である。

なお、昭和51〜53年（1976〜1978）にかけて九州でコイ筋肉の摂食により、嘔吐、めまい、歩行困難、言語障害、けいれん、麻痺などを伴った中毒事件が続発したが、原因毒は究明されていない。

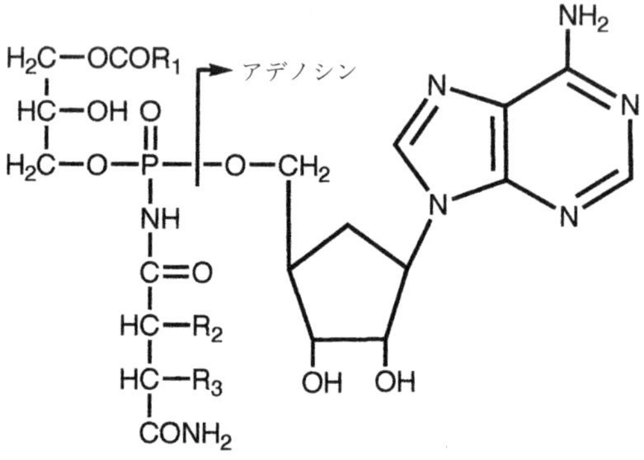

R_1：脂肪酸残基
R_2, R_3：一方がNH_2で他方がH（未同定）

図III-4　ジノグネリンの構造

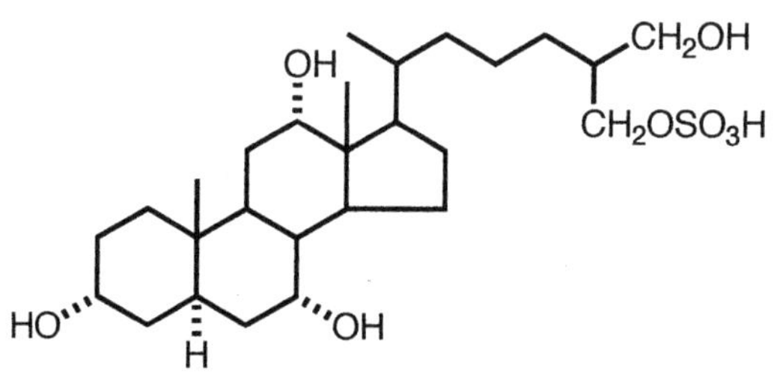

図III-5　5α-キプリノール硫酸エステルの構造

III 自然毒(有毒物質)

Q19 麻痺性貝毒に関する次の説明のうち、誤っているものを1つ選べ。

① 麻痺性貝毒は*Alexandrium catenella*などの有毒プランクトン(渦鞭毛藻)が産生する。
② 二枚貝は有毒プランクトンから麻痺性貝毒を取り込み、主として中腸腺に蓄積する。
③ 二枚貝が麻痺性貝毒で毒化した場合、可食部の毒性が10 MU/g以上になると出荷停止することになっている。
④ 麻痺性貝毒の本体はサキシトキシンおよびその関連化合物で、フグ毒テトロドトキシン同様にナトリウムチャンネルをブロックする神経毒である。
⑤ 麻痺性貝毒による中毒症状はフグ中毒と類似しており、死亡することもある。

正解 ③

解説 ① わが国で問題になる麻痺性貝毒(paralytic shellfish poison; PSP)産生プランクトンは、*Alexandrium catenella*、*A. tamarense*、*Gymnodinium catenatum*の3種である。

② 二枚貝はプランクトンを餌とする動物(プランクトンフィーダーという)で、有毒プランクトンによる赤潮が発生したときに毒化する。PSPは主として中腸腺に蓄積される。二枚貝に限らず、プランクトンフィーダーは毒化する可能性があり、マボヤによるPSP中毒例もある。

③ PSPの出荷規制値は4 MU/gである。フグ毒のヒトに対する致死量は約10,000 MUと推定されており、10 MU/g以上の毒性(1,000 g以上食べると致死的)が食品衛生上危険であるとされている。

一方、PSPのヒトに対する毒性はフグ毒より強く、致死量は約3,000 MUと見積もられている。したがってPSPで毒化した二枚貝では、出荷停止の

毒性値がフグより低い 4 MU/g に設定されている。

④、⑤ PSP として最初に単離同定されたのはサキシトキシンで、現在では 20 成分以上の関連毒が知られている（**図 III-6**）。いずれもフグ毒同様にナトリウムチャンネルをブロックする神経毒で、中毒症状はフグ中毒と類似し致命的でもある。わが国ではフグ中毒のほうが問題になることが多いが、フグの食習慣がない欧米では PSP 中毒のほうが恐れられている。

なお、サキシトキシンは平成 7 年（1995）5 月に化学兵器に指定され、その製造、使用、譲渡、所持・保管、運搬、廃棄などについて厳しく規制されている。

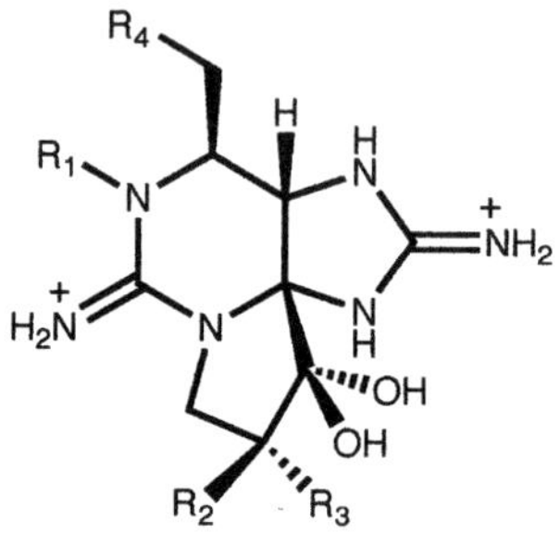

R_1：H または OH
R_2：H または OS_3^-
R_3：H または OSO_3^-
R_4：H，OH，$OCONH_2$，OCONHOH または $OCONHSO_3^-$
例えばサキシトキシンの場合，R_1=H，R_2=H，R_3=H，R_4=$OCONH_2$ である

図 III-6 麻痺性貝毒の構造

Q20 下痢性貝毒に関する次の文章中の①〜⑤に入る言葉または数字を、下の語群から選べ。

　下痢性貝毒は（①）などの二枚貝が持つ毒成分で（②）と略記される。1976年6月に宮城県で発生したムラサキイガイによる胃腸障害を主な症状とする集団食中毒を契機に発見された。その後、下痢性貝毒による中毒は世界各地で続発している。

　下痢性貝毒による中毒症状は、下痢、嘔吐、腹痛などの消化器系障害で、死亡することはない。毒成分は餌となるプランクトンに由来し、下痢性貝毒産生プランクトンとしては（③）などが知られている。下痢性貝毒の主要な成分は（④）で、発がんプロモーター作用を示すことも明らかにされている。

　わが国では下痢性貝毒による二枚貝の毒化がしばしばみられ、（⑤）MU/gという出荷規制値が設けられている。出荷規制値が設けられてからは中毒の発生はほとんどみられないが、水産経済上の損失は大きい。

【語群】
① アワビ、ヒメエゾボラ、ムラサキイガイ
② ASP、DSP、PSP
③ *Alexandrium catenella*、*Dinophysis fortii*、*Gambierdiscus toxicus*
④ オカダ酸、サキシトキシン、シガトキシン
⑤ 0.05、4、10

正解　① ムラサキイガイ、② DSP、③ *Dinophysis fortii*、④ オカダ酸、⑤ 0.05

解説　① アワビは藻食性巻貝、ヒメエゾボラは肉食性巻貝である。アワビの毒成分についてはQ23（p.45）を、ヒメエゾボラの毒成分についてはQ22（p.43）を参照されたい。

② ASP は amnesic shellfish poison（記憶喪失性貝毒）、DSP は diarrhetic shellfish poison（下痢性貝毒）、PSP は paralytic shellfish poison（麻痺性貝毒）を略記したものである。

③ *Alexandrium catenella* は麻痺性貝毒を、*Gambierdiscus toxicus* はシガテラ毒を産生する。

④ 下痢性貝毒の構造を図 **III-7** に示す。主成分はオカダ酸とその類縁化合物であるジノフィシストキシン群で、オカダ酸とジノフィシストキシン群をあわせてオカダ酸群と呼ばれている。ペクテノトキシン群、イエソトキシンも当初は下痢性貝毒とされていたが、下痢を起こす作用がないことがわ

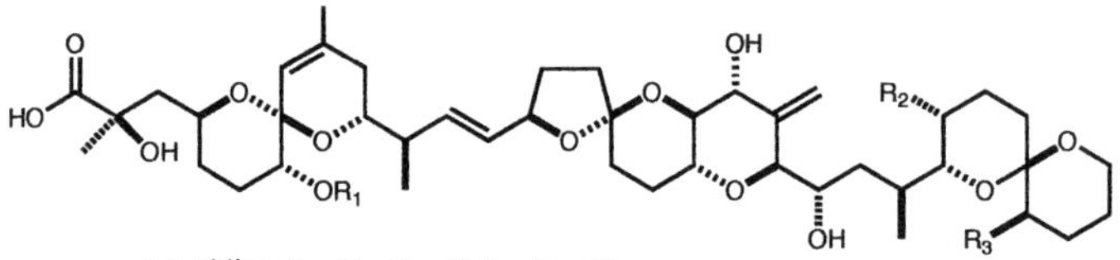

オカダ酸：R_1=H, R_2=CH_3, R_3=H
ジノフィシストキシン　1：R_1=H, R_2=CH_3, R_3=CH_3
　　　　　　　　　　　2：R_1=H, R_2=H, R_3=CH_3
　　　　　　　　　　　3：R_1=acyl, R_2=CH_3, R_3=CH_3

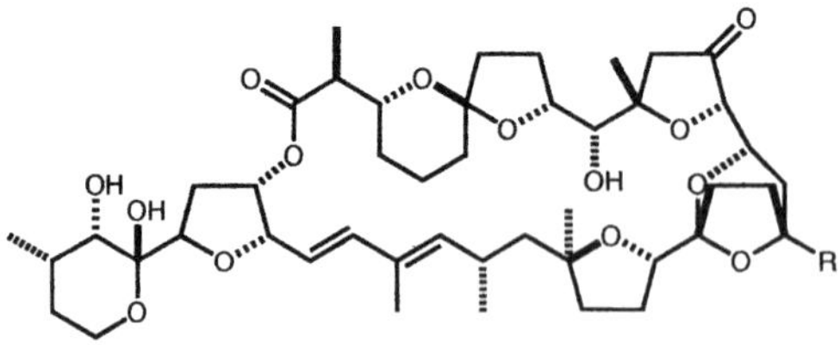

ペクテノトキシン 1：R=CH_2OH
　　　　　　　　2：R=CH_3
　　　　　　　　3：R=CHO
　　　　　　　　4：R=COOH

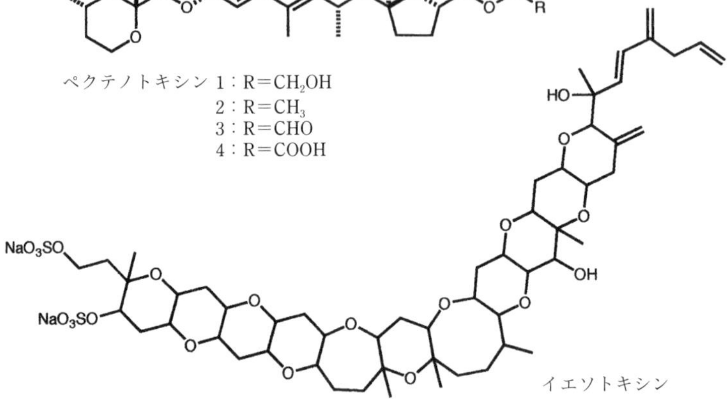

イエソトキシン

図 **III-7**　下痢性貝毒の構造

かったので、下痢性貝毒といえば一般的にはオカダ酸群を指している。

⑤ 4 MU/g は麻痺性貝毒の出荷規制値で、10 MU/g はフグが有毒（食用不可）か無毒（食用可）かの判定基準値である。下痢性貝毒によるヒトの発症量（推定値）は 12 MU と非常に低いので、出荷規制値も 0.05 MU/g と低く設定されている。

なお、下痢を起こす作用がないイエソトキシンのマウスに対する致死作用（最小致死量 100 μg/kg、腹腔内投与）はオカダ酸群（最小致死量 160 μg/kg、腹腔内投与）より 2 倍近く強いので、イエソトキシンが多く含まれている貝類では、中毒の危険性がない場合でも、0.05 MU/g を超えて出荷規制の対象となってしまうという問題点が指摘されている。

EU では、中毒の危険性という観点からオカダ酸群、ペクテノトキシン群、イエソトキシンのそれぞれに対して許容量を定めており、今後わが国でも検討する価値がある。

● ミニ知識：オカダ酸は発がんプロモーター

化学物質による発がんでは、イニシエーション（細胞の DNA に突然変異が起こり潜在的腫瘍細胞になる）とプロモーション（潜在的腫瘍細胞が特異的に増殖する＝発がん）の二段階が必要であるという発がん二段階説が広く認められている。イニシエーションを起こすのは発がん物質で、プロモーションに関わる物質は発がんプロモーターと呼ばれている。

発がん物質が大量に存在すると単独で発がんを引き起こすが、日常生活において大量の発がん物質にさらされることはまずないので、発がん防止には発がんプロモーターを制御することのほうが重要であると考えられる。実は、下痢性貝毒の本体であるオカダ酸も発がんプロモーターであることが証明されている。

下痢性貝毒の出荷規制値は 0.05 MU/g に設定されているが、これはあくまでも中毒防止のためである。0.05 MU/g 未満の下痢性貝毒を日常的に摂取している可能性があるので、発がんプロモーターとしてのオカダ酸の健康影響を評価し、中毒対策とは別に発がん対策も検討することが望まれる。

III　自然毒（有毒物質）

Q21　次の文章①〜⑤は貝類による食中毒を説明したものである。それぞれの食中毒に該当する原因物質を下の語群から選べ。

① 二枚貝を原因とする中毒で、下痢、腹痛、嘔吐などの胃腸障害を主な中毒症状とし、死亡することはない。わが国で初めて発生した中毒で、その後世界的に発生がみられている。

② 二枚貝を原因とする中毒で、中毒症状は①と類似している。1990年代にヨーロッパで初めて発生した中毒で、わが国での発生例はない。

③ 二枚貝を原因とする中毒で、胃腸障害のほか、重症の場合は記憶喪失、混乱、平衡感覚の喪失などがみられ、昏睡により死亡することもある。わが国での発生例はない。

④ 二枚貝を原因とする中毒で、中毒症状はフグ中毒の場合と類似しており、しびれ、麻痺などを経て呼吸困難により死亡することもある。

⑤ ヒメエゾボラ、エゾボラモドキなどのエゾバイ科の巻貝を原因とする中毒で、主な中毒症状は頭痛、めまい、船酔い感、酩酊感、視覚異常である。死亡することはない。

【語群】　アザスピロ酸、オカダ酸、サキシトキシン、テトラミン、ドウモイ酸

正解　① オカダ酸、② アザスピロ酸、③ ドウモイ酸、④ サキシトキシン、⑤ テトラミン

解説　① 下痢性貝毒による中毒である。Q20 を参照されたい。
② アザスピロ酸（図III-8）による中毒は、1995年11月にオランダで初めて発生した。ムラサキイガイの摂食によるもので、中毒症状から当初は下痢性貝毒が疑われたが、原因毒としてアザスピロ酸が同定された。その後

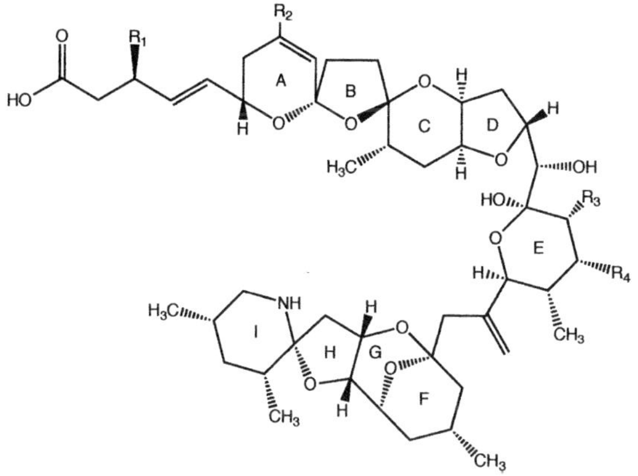

III 自然毒（有毒物質）　　　　　　　　41

アザスピロ酸　　：R₁-H, R₂-CH₃, R₃-CH₃, R₄-H
アザスピロ酸-2：R₁-H, R₂-CH₃, R₃-CH₃, R₄-H
アザスピロ酸-3：R₁-H, R₂-H, R₃-H, R₄-H
アザスピロ酸-4：R₁-OH, R₂-H, R₃-H, R₄-H
アザスピロ酸-5：R₁-H, R₂-H, R₃-H, R₄-OH

図 III-8　アザスピロ酸類の構造

ヨーロッパで毒化した二枚貝から、アザスピロ酸のほかに類縁化合物も同定されている（図 III-8）。

アザスピロ酸類は渦鞭毛藻 *Protoperidinium crassipes* が産生する。アザスピロ酸のマウスに対する最小致死量（200 μg/kg、腹腔内投与）は下痢性貝毒のオカダ酸類（160 μg/kg）とほぼ同程度で、EU では二枚貝におけるアザスピロ酸の規制値はオカダ酸類と同じ 0.16 μg/g に設定されている。わが国ではアザスピロ酸中毒の経験はないが、今から対策を立てておくことが望まれる。

③ 記憶喪失性貝毒（amnesic shellfish poison；ASP）による中毒である。ASP の本体はドウモイ酸（図 III-9）で、珪藻の *Pseudo-nitzschia multiseries* などが産生する。

1987 年 11 月にカナダ大西洋岸のプリンスエドワード島周辺で、ムラサキイガイの摂食により発生したのが唯一の中毒例である。患者数は 100 人を超え、3 人が死亡している。

ドウモイ酸は中枢神経のグルタミン酸受容体に結合し、脳の海馬を選択的

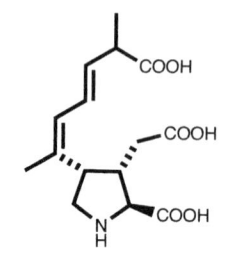

図 III-9　ドウモイ酸の構造

に破壊して記憶異常をもたらす。アメリカやカナダではドウモイ酸の規制値は 20 ppm とされている。わが国では法的規制値は定められていないが、原因プランクトンはわが国沿岸にも生息しているので、今後の警戒が必要である。

④　麻痺性貝毒による中毒である（Q19 参照、p.35）。
⑤　テトラミン中毒である（Q22 参照）。

● ミニ知識：ドウモイ酸は駆虫成分である

　鹿児島県徳之島では古くから、回虫駆除のために紅藻ハナヤナギを煎じて服用していた。ハナヤナギ中の駆虫成分は 1959 年に単離・構造決定され、ハナヤナギの現地名であるドウモイにちなんでドウモイ酸と命名された。

　その後、農薬の普及に伴って回虫保持者が激減し、ドウモイ酸は回虫駆除のために用いられることもなく忘れられていたが、食中毒の原因物質として再登場することになった。徳之島以外の日本では、回虫駆除のためには紅藻マクリ（別名カイニンソウ）がもっぱら用いられていた。団塊の世代にとっては、マクリを煎じたもの（大変臭い）を小学校時代に強制的に飲まされた記憶があるかもしれない。

　マクリの駆虫成分はドウモイ酸より早く 1953 年に単離・同定され、カイニン酸（下図）と名付けられている。カイニン酸はドウモイ酸と類似の構造をしており、ドウモイ酸同様に中枢神経のグルタミン酸受容体に結合して海馬に障害を起こす。

カイニン酸の構造

III 自然毒（有毒物質）

Q22 テトラミンまたはテトラミン中毒に関する次の説明のうち、正しいものを1つ選べ。

① テトラミンの構造は $(CH_3)_4N^+$ で、4級アンモニウム塩基の一種である。
② テトラミンを高濃度に含む代表的な巻貝はバイとボウシュウボラである。
③ テトラミンは巻貝の中腸腺に高濃度に含まれている。
④ テトラミン中毒の主な症状は頭痛、めまい、船酔い感、酩酊感、視覚異常で、死亡することもある。
⑤ テトラミン中毒は潜伏期間が長いのが特徴で、症状は食べた翌日に現れる。

正解 ①

解説 巻貝による中毒として最も例が多いテトラミン中毒に関する理解を深めるために出題した。

① テトラミンのNがAsに置換された $(CH_3)_4As^+$ はテトラメチルアルソニウムといい、一部海産動物の主要なヒ素化合物として知られている（Q41参照）。

② テトラミンを唾液腺に高濃度（1 mg/g 以上）に含むのは、ツブとかツブ貝として流通しているエゾバイ科エゾボラ属（*Neptunea*）の巻貝である。同じエゾバイ科でもバイのようなバイ属（*Babylonia*）やエゾバイ、エッチュウバイのようなエゾバイ属（*Buccinum*）の巻貝ではテトラミンはほとんど検出されない。

③ 貝類の毒成分は一般的には中腸腺に蓄積されているが、テトラミンは中腸腺ではなく唾液腺（図 III-10）に局在している。

④ テトラミン中毒での死亡例は海外も含めて記録されていない。テトラミン中毒では、眠気を催したりお酒に酔っぱらったような症状が出るので、

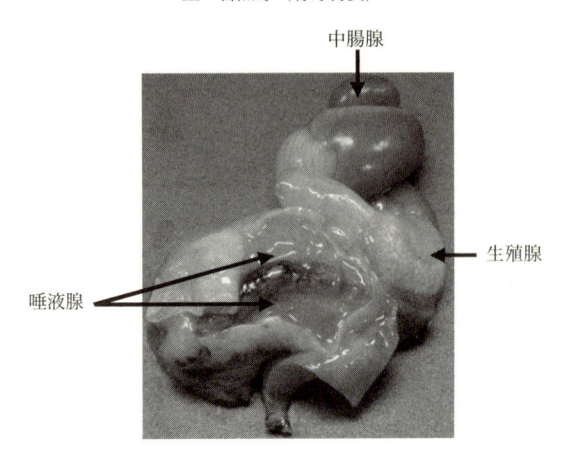

図 III-10 ヒメエゾボラの解剖図

エゾボラ属の巻貝は地方によってはネムリツブとか酔い貝とも呼ばれている。これら巻貝はお酒のつまみにされることが多いので、たとえ中毒にかかっても、中毒なのかお酒に酔っぱらったのかわからないケースもあると思われる。こういう場合は届け出がないので、実際のテトラミン中毒は統計の数字よりかなり多いと予想される。

⑤ テトラミン中毒での症状は食後30分〜1時間と早い時期に現れ、テトラミンの体外排泄が早いため通常数時間で回復する。翌日まで持ち越すことはない。

● ミニ知識：テトラメチルアルソニウム$(CH_3)_4As^+$の毒性は？

　テトラメチルアルソニウムは、著者らが単離・同定した化合物であるが、テトラミンのNが有害元素の代表であるAsに置き換わっているので、毒性が非常に高いのではないかと予想された。しかし、案に相違して、毒性試験結果は下表のように逆であった。やってみなければわからないものである。

投与経路	LD_{50} (mg/kg)	
	テトラメチルアルソニウム（塩化物）	テトラミン（塩化物）
経　口	580	24
腹腔内	114	16

III 自然毒（有毒物質）

Q23 巻貝の毒成分に関する次の説明のうち、正しいものの組み合わせを選べ。

① アワビの中腸腺摂取により光過敏症という特殊な中毒が引き起こされることがある。原因毒はピロフェオホルバイドaである。
② アカニシ、イボニシなどのアクキガイ科巻貝は中腸腺にコリンエステル系の毒成分を含むが、中毒を引き起こすことはまずない。
③ ヒメエゾボラ、エゾボラモドキなどのエゾバイ科巻貝は、唾液腺にテトラミンを高濃度に含み、しばしば食中毒を引き起こしている。
④ 昭和40年（1965）から数年間にわたって静岡県沼津産のバイによる食中毒事件が頻発したが、原因毒はフグ毒テトロドトキシンであることが証明されている。

【組み合わせ】　(1) ①と②、(2) ①と③、(3) ①と④、(4) ②と③、(5) ②と④、(6) ③と④

正解　(2)

解説　テトラミン中毒およびボウシュウボラ、バイによるフグ中毒以外に巻貝の毒が問題になることはあまりないが、食中毒は忘れた頃にやってくる。その意味で、巻貝の毒に関する知識をまとめるために出題した。

① 東北地方では、"春先のアワビのつのわた（内臓）を食べさせるとネコの耳が落ちる"という言い伝えが古くからある。これはアワビの中腸腺を食べたネコが、日光にあたるとウルシにかぶれたようになり、かゆいためか耳をよくかき、耳がなくなってしまうことからきている。日光にあたるということが重要で、光過敏症の一種である。ヒトでの中毒例もある。

有毒成分はピロフェオホルバイドa（図III-11）で、中腸腺に局在する。アワビの餌である海藻のクロロフィルに由来すると考えられるが、なぜ春先

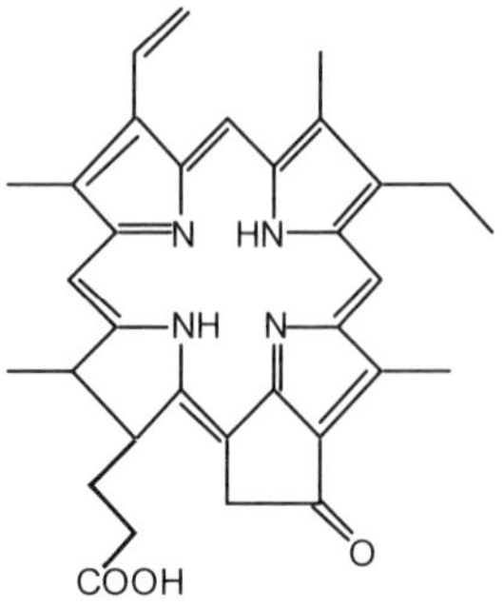

図 III-11　ピロフェオホルバイド a の構造

だけ中腸腺に蓄積されるのかはわかっていない。

　なお、アワビの中腸腺以外でもピロフェオホルバイド a を原因とする中毒が起きている。わが国ではクロレラによる中毒事例があり、台湾では乾海苔による中毒事件が報告されている。

　② アクキガイ科巻貝は、中腸腺ではなく鰓下腺と呼ばれる特殊な組織にコリンエステル系の毒成分を含むが、中毒の心配はないと思われる。

　③ テトラミン中毒に関しては Q22 を参照されたい。

　④ バイは食用として広く流通しているが、時として毒化し食中毒を引き起こしてきた。フグ毒を蓄積して中毒を引き起こしたことがあるほか、沼津産バイによる有名な中毒事件がある。

　1965 年から数年間にわたって 14 件発生し、26 人の患者を出している。視力減退、瞳孔散大という特異な症状がみられ、口渇や言語障害も伴った。毒成分はネオスルガトキシンとプロスルガトキシンである（図 III-12）。

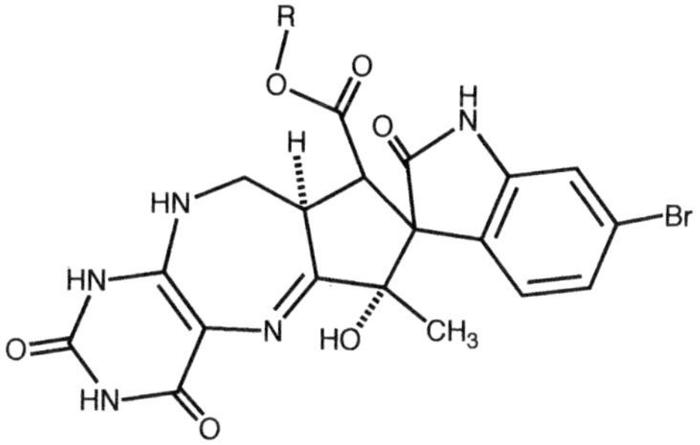

III 自然毒（有毒物質）　　　47

ネオスルガトキシン：R=6′-(ミオイノシトール‥‥キシロピラノース)
プロスルガトキシン：R=6′-ミオイノシトール

図 III-12　ネオスルガトキシンおよびプロスルガトキシンの構造

● ミニ知識：アクキガイ科巻貝の鰓下腺はおもしろい

　鰓下線は筋肉にへばりついている黄色ないしは黄緑色の組織であり（貝殻を割ってみると容易にわかる）、古代エジプト、フェニキア、ギリシャ、ローマの時代から紫色の染料の原料として使われてきた。そのため、鰓下腺は別名パープル腺という。鰓下腺には紫色の元になる物質が含まれており、この物質が空気と日光にさらされると、澄みきった深い紫色の色素に変わる。

　この染料を得るのに大量の貝を集める必要があったので、紫は高貴な人だけに許された色とされ、アレキサンダー大王やシーザー、ローマ帝国の歴代皇帝はこぞって愛用したといわれ、この色素は帝王紫（チリアンパープル）とか古代紫、貝紫と呼ばれている。

　貝紫は西洋での利用がよく知られているが、メキシコや南米、さらに日本でも古くから一部で使われている。また、貝紫色素のほかにコリンエステル系の毒成分を含むこと（海産動物の毒成分の中で、その本体が明らかにされ合成された最初の例である）、悪臭を放つこと（悪臭成分は含硫化合物であるメチルメルカプタン CH_3-SH とジメチルジサルファイド CH_3-S-S-CH_3）、えもいわれぬ辛みを呈すること（辛味成分は不明）でも知られている。

> **Q24** 次の①〜⑤は毒キノコと食用キノコに関する言い伝えである。正しいものに○、誤っているものに×をつけよ。
>
> ① （　）柄が縦に裂けるキノコは食べられる。
> ② （　）毒キノコは色が派手であるが、食用キノコは地味な色をしている。
> ③ （　）虫が食べているキノコは食べられる。
> ④ （　）毒キノコでもナスと一緒に料理をすれば食べられる。
> ⑤ （　）毒キノコでも干して乾燥すれば食べられる。

正解　① ×、② ×、③ ×、④ ×、⑤ ×

解説　①〜⑤はすべて俗説で間違いである。そのほかにも、「煮汁の中に銀のスプーンを入れて黒変するものは食べられない」「毒キノコでも塩蔵すると食べられる」「いい匂いのするキノコは食べられる」といった誤った俗説がある。キノコ中毒を防止するには、俗説に惑わされることなく種類を正しく鑑定するしかないが、キノコの鑑定は素人はもとより専門家でも非常に難しい。

① キノコの柄は縦に裂けるものが多く、毒キノコの柄もほとんどが縦に裂ける。

② 有毒か無毒かは色では判断できない。ベニテングタケのように派手な色をしている毒キノコは珍しく、中毒例が多いツキヨタケ、クサウラベニタケ、カキシメジをはじめほとんどの毒キノコは地味な色をしている。一方、タマゴタケは真っ赤な色をしているが食用になる。

③ 虫が食べているということは虫にとっては無害かもしれないが、ヒトにも無害とは限らない。毒キノコのツキヨタケやドクツルタケも虫は食べている。

④ ナスと一緒に料理をして中毒した例は数多くある。

⑤ キノコの毒成分は乾燥しても無毒になることはない。

Q25 次の①〜⑤は、毒キノコの特徴に関する記述であるが、該当する毒キノコを下の語群から1つずつ選べ。

① 山地のブナ帯の広葉樹の倒木に群生し、傘の色は椎茸に似ており、暗いところでは青白色に光る。
② ワラなどの有機物を入れた庭・畑の土に群生し、アルコール飲料とともに摂取すると中毒を起こす。
③ 山奥の広葉・針葉樹林内の地上に群生し、傘は赤〜橙赤色で、表面に白色のいぼがある。
④ 広葉樹林内の地上に見られ、キノコ全体が白く、上部に膜質のつばが、根元には袋状のつぼがある。
⑤ 竹やぶの地上に生える日本特有のキノコで、傘は漏斗型で傘の表面と柄は茶色、ひだは白色である。

【語群】 ドクツルタケ、ツキヨタケ、ドクササコ、ベニテングタケ、ヒトヨタケ

(平成14年東京都特別区衛生監視（衛生）試験問題)

正解 ① ツキヨタケ、② ヒトヨタケ、③ ベニテングタケ、④ ドクツルタケ、⑤ ドクササコ

解説 ① キシメジ科のツキヨタケは、色はシイタケ、形はヒラタケに似ているのでしばしば誤食される。わが国で最も中毒例の多いキノコである。中毒症状は嘔吐、下痢、腹痛などで、1〜2日で回復する。毒成分はイルジン類（図Ⅲ-13）である。

② ヒトヨタケ科のヒトヨタケおよびキシメジ科のホテイシメジは、それ自体を食べても中毒症状は起こさないが、アルコール飲料とともに摂取した場合、あるいは摂取した後でアルコール飲料を飲んだりした場合には、飲酒後30〜60分で顔面や手の紅潮、吐き気、嘔吐、頭痛、めまいなど、不快な

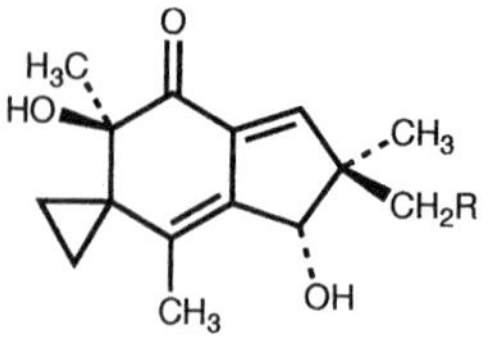

イルジンS（ランプテロール）：R=OH
イルジンM：R=H

図 III-13 イルジン類の構造

二日酔状態がみられる。原因成分はコプリン（**図 III-14**）で、コプリンが消化管内で加水分解されて生じた 1-アミノシクロプロパノールがアルデヒド脱水素酵素作用を阻害するので、飲酒後の血中アルデヒド濃度が高くなる。

③ テングタケ科のベニテングタケ、テングタケはハエトリタケの異名がある。摂食後 30 分〜3 時間で異常興奮、流涎、視覚異常、幻覚などが現れる。毒成分の本体はアミノ酸の一種であるイボテン酸、トリコロミン酸およびイボテン酸の脱炭酸化合物であるムシモールと考えられている（**図 III-15**）。イボテン酸とトリコロミン酸は殺ハエ効果を有する。

④ テングタケ科のドクツルタケとシロタマゴテングタケは日本におけるキノコ中毒死者の大半を占めている。摂食後、10〜20 時間の潜伏期を経て突然激しい嘔吐、下痢、腹痛、粘液便、血便といったコレラ様の中毒症状を呈する。重症の場合はけいれん、意識混濁、昏睡の後に 2〜7 日で死亡する。主要な毒成分はファロイジン（**図 III-16**）とアマニチン類（**図 III-17**）で、いずれも環状ペプチドである。

⑤ キシメジ科のドクササコは日本特有のキノコで、晩秋に竹やぶや笹やぶの地上にはえるのでヤブシメジともいう。日本海側に多い。誤食すると数日後に手の指先や足の指先が赤く腫れ、激痛が 1 か月以上続く。この特異な症状は末端紅痛症と呼ばれ、やけどに似ていることからドクササコは別名ヤケドタケともいう。毒成分はアクロメリン酸類（**図 III-18**）で、アミノ酸の一種である。

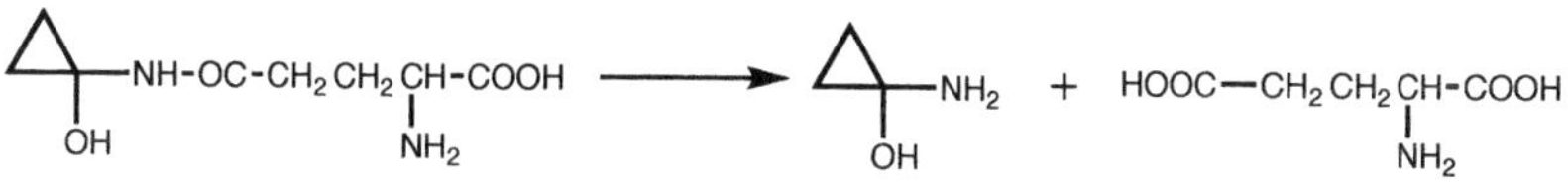

コプリン　　　1-アミノシクロプロパノール

図 III-14　コプリンからの1-アミノシクロプロパノールの生成

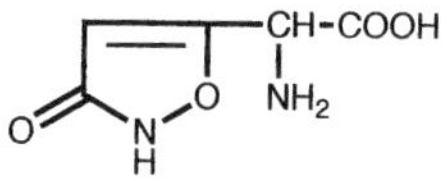

イボテン酸

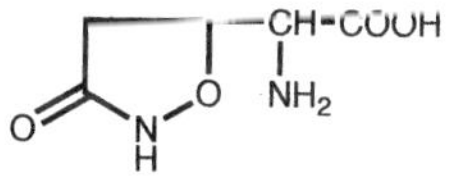

トリコロミン酸

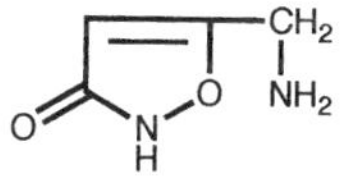

ムシモール

図 III-15　イボテン酸、トリコロミン酸およびムシモールの構造

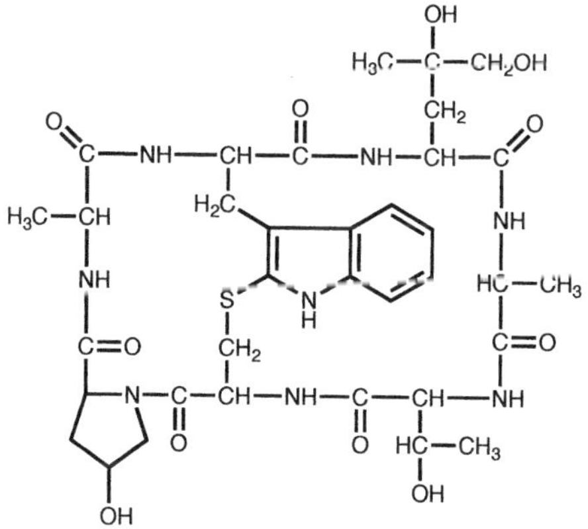

図 III-16　ファロイジンの構造

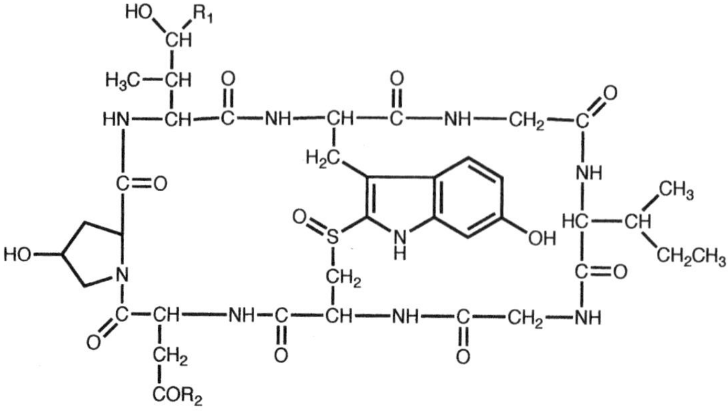

	R_1	R_2
α-アマニチン：	CH_2OH	NH_2
β-アマニチン：	CH_2OH	OH
γ-アマニチン：	CH_3	NH_2

図 III-17 アマニチン類の構造

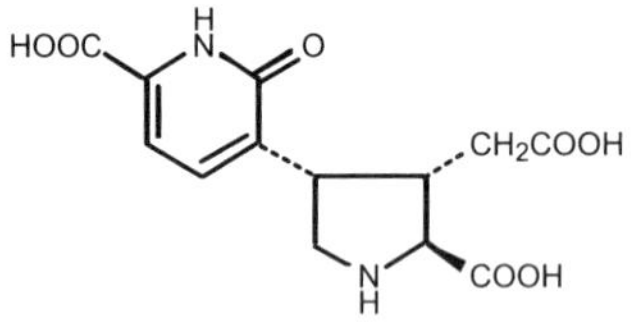

アクロメリン酸A

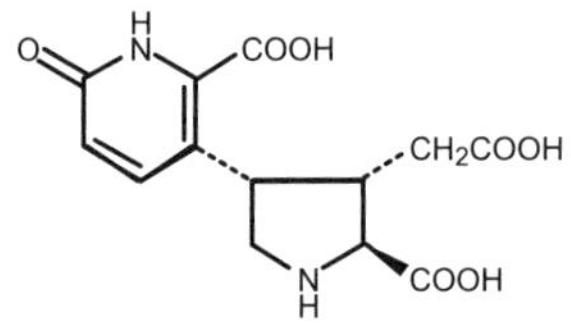

アクロメリン酸B

図 III-18 アクロメリン酸類の構造

Q26 毒キノコと毒成分を示した次の表のうち、①〜⑦に相当する毒成分を下の語群から選べ。

毒キノコ	毒成分
アセタケ類	①
カキシメジ	②
クサウラベニタケ	①、③、④
シャグマアミガサタケ	⑤
ニセクロハツ	⑥、⑦
ワライタケ	⑧、⑨

【語群】 ウスタル酸、ギロミトリン、コリン、シロシビン、シロシン、ムスカリジン、ムスカリン、ルスフェリン、ルスフェロール

正解 ① ムスカリン、② ウスタル酸、③④ コリン、ムスカリジン（③、④に入る順序は問わない）、⑤ ギロミトリン、⑥⑦ ルスフェリン、ルスフェロール（⑥、⑦に入る順序は問わない）、⑧⑨ シロシビン、シロシン（⑧、⑨に入る順序は問わない）

解説 Q25で取り上げた以外の主な毒キノコと、その毒成分に関する理解を深めるために出題した。

アセタケ類（キイロアセタケ、キヌハダトマヤタケ、シロトマヤタケなどのアセタケ属キノコ）を食べると、10〜30分後に激しい発汗のほかに、流涎、血圧低下、呼吸困難などが引き起こされ、錯乱や幻覚を伴うこともある。アセタケという名前は、激しい発汗（汗をかく）という中毒症状からきている。毒成分は4級アンモニウム塩基のムスカリン（**図III-19**）である。

キシメジ科のカキシメジ、イッポンシメジ科のクサウラベニタケは、ツキヨタケとともに中毒例の多いキノコである。いずれも夏から秋にかけて広葉樹林（とくに松との混生林）の地上に群生する。両キノコによる中毒症状は

共通して胃腸障害（嘔吐、下痢、腹痛）で、毒成分はカキシメジではウスタル酸（図III-20）、クサウラベニタケではムスカリン（図III-19）、ムスカリジンおよびコリン（図III-21）である。

シャグマアミガサタケはノボリリュウ科のキノコで、4〜5月に針葉樹林内の地上に生える。傘は赤褐色で、脳みそのようなしわが特徴である。ヨーロッパでは食用にされているが、死亡事故を含む中毒例が多い。毒成分はギロミトリン（図III-22）で、調理中や体内での加水分解により生じるメチルヒドラジン（$H_2N\text{-}NHCH_3$）の毒性のほうが強いといわれている。メチルヒドラジンは揮発性であるので、加熱調理により中毒はかなり防止できる。ただし、調理人が加熱中に蒸気を吸って中毒した例もある。

ニセクロハツはベニタケ科に属し、夏から秋にかけてシイやカシなどの広葉樹林の地上に生える。中毒症状は胃腸障害、縮瞳、血尿、言語障害、意識喪失などで、重篤な場合は死亡する。毒成分はルスフェリン類やルスフェロール（図III-23）などとされている。

ヒトヨタケ科のワライタケは早春から秋にかけて馬ふんやたい肥などに生える。食べると30〜60分後に幻聴、精神錯乱、意識障害などの幻覚症状が現れる。ワライタケに限らずモエギタケ科のシビレタケやヒカゲシビレタケなどでも同様の幻覚症状が現れ、"マジックマッシュルーム"と総称されている。毒成分はいずれのキノコでもシロシビンとシロシン（図III-24）である。

平成14年（2002）6月6日から、マジックマッシュルームは「麻薬及び向精神薬取締法」の「麻薬原料植物」として指定され、その所持、販売、栽培などは違法となっている。

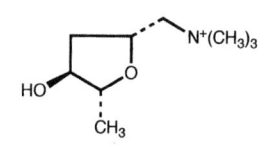

図III-19　ムスカリンの構造

図III-20　ウスタル酸の構造

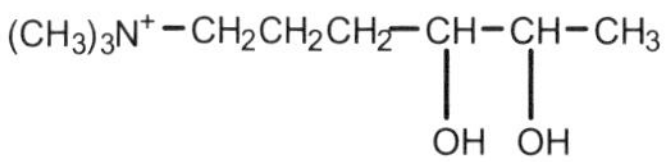

III 自然毒（有毒物質）

ムスカリジン

コリン

図 III-21　ムスカリジンおよびコリンの構造

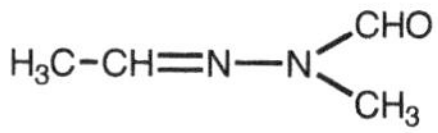

図 III-22　ギロミトリンの構造

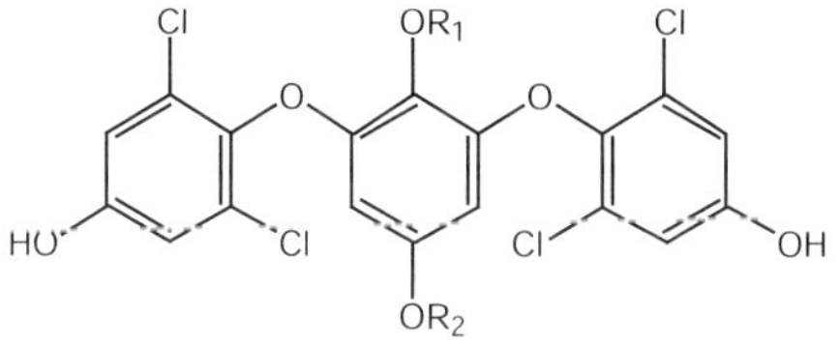

ルスフェリン A：$R_1=R_2=CH_3$
　　　　　B：$R_1=CH_3, R_2=H$
　　　　　C：$R_1=R_2=H$

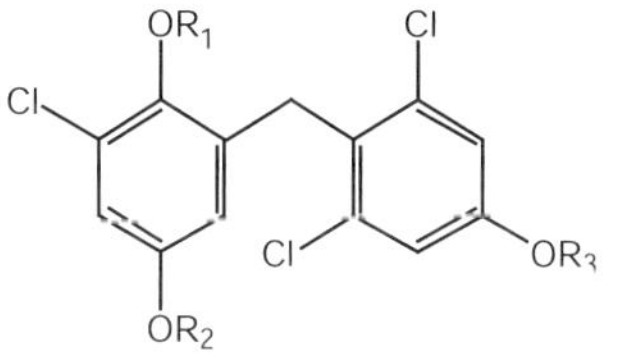

ルスフェリン D：$R_1=R_2=CH_3, R_3=H$
　　　　　E：$R_1=R_3=CH_3, R_2=H$
　　　　　F：$R_1=H, R_2=R_3=CH_3$

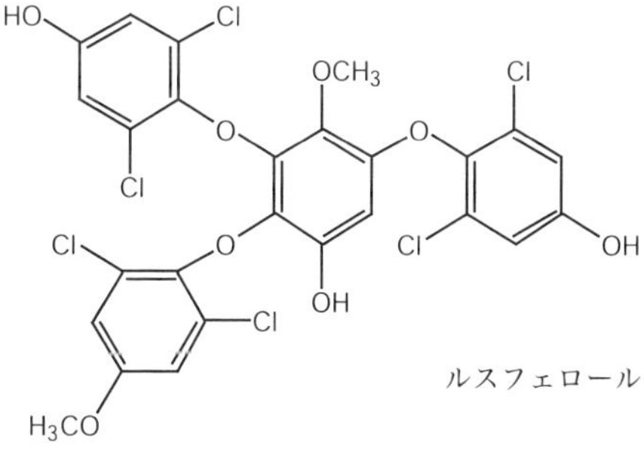

ルスフェロール

図 III-23　ルスフェリン類およびルスフェロールの構造

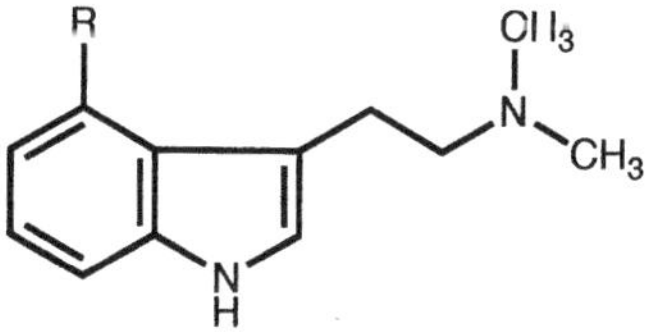

シロシビン：$R=OPO_3H$
シロシン　：$R=OH$

図 III-24　シロシビンおよびシロシンの構造

Q27 次の①〜⑤は、食用植物と誤認されやすい有毒植物に関する記述であるが、文中の空所ア〜オに該当する有毒植物名を下の語群から1つずつ選べ。

① ア は、高さ約1mの1年草で、夏から初秋にかけて、長いロート状の白い花を咲かせ、この植物の根はゴボウに、種はゴマに似ている。
② イ は、高さ約1mの多年草で、夏から秋にかけて、青紫色の兜型の花を咲かせ、根は三角錐の形をした塊根で、この植物の若芽はニリンソウ、モミジガサの若芽と似ている。
③ ウ は、高さ約1mの多年草で、初夏に緑白色の臭気のある花を咲かせ、この植物の若芽、根茎はオオバギボウシと似ている。
④ エ は、高さ1〜1.5mの多年草で、花は紫紅色の長い筒状で、下から順番に上に向かって開花し、この植物の葉はコンフリーの葉と似ている。
⑤ オ は、高さ約1.5mの落葉低木で、果実ははじめ赤く、後に黒紫色に熟し、甘みがあり、この果実はクワの実と似ている。

【語群】 ドクウツギ、ジギタリス、バイケイソウ、トリカブト、チョウセンアサガオ

(平成15年東京都特別区衛生監視(衛生)試験問題)

正解 ア：チョウセンアサガオ、イ：トリカブト、ウ：バイケイソウ、エ：ジギタリス、オ：ドクウツギ

解説 有毒高等植物による中毒は、キノコ中毒と同様に食用種との誤認が主な原因である。バイケイソウ、トリカブト、チョウセンアサガオによる中毒が特に多い。

① チョウセンアサガオは自生していないが、家庭菜園や観賞用に栽培し

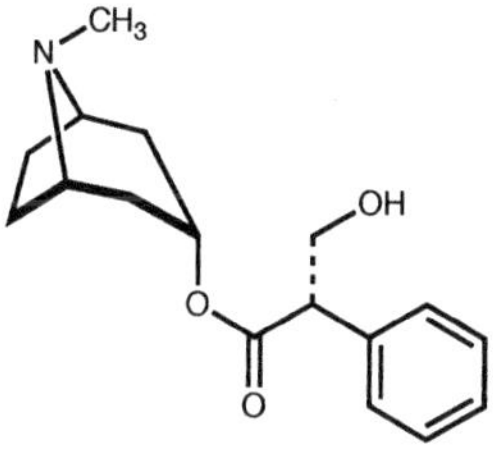

III 自然毒（有毒物質）

l-ヒヨスチアミン 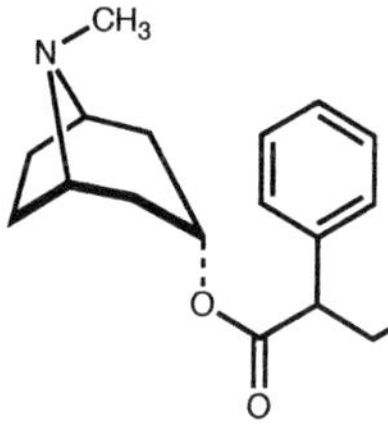　　dl-ヒヨスチアミン（アトロピン）

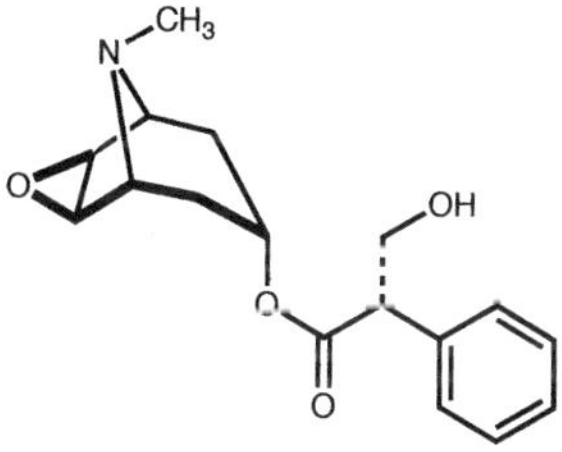

スコポラミン

図 III-25　チョウセンアサガオおよびハシリドコロの毒成分の構造

ているものを誤って食べて中毒が起きている。中毒症状は、興奮、めまい、瞳孔散大などに加えて、幻覚や錯乱状態を伴うのが特徴である。中毒症状から、キチガイナスビというありがたくない別名がある。毒成分は l-ヒヨスチアミン、アトロピン（dl-ヒヨスチアミン）、スコポラミン（ヒヨスチン）などのトロパンアルカロイドである（図 III-25）。後述するハシリドコロも同じ毒成分を持っている（Q28 参照）。

②　トリカブト（ヤマトリカブト、ホソバトリカブト、エゾトリカブトなどトリカブト属の植物の総称）は山地、山すその日当たりのいい少し湿った場所に生え、古くから矢毒や強心剤の原料、あるいは殺人の道具として用いられてきた。中毒症状としてはまず口唇、腹部、皮膚に灼熱感を覚え、流涎、嘔吐、めまいを生じ、呼吸困難から心臓麻痺および呼吸麻痺によって死に至る。毒成分はアコニチン、メサコニン、リコクトニンなどのジテルペンアルカロイドで（図 III-26）、根の含量が特に高く、葉、茎、花にも含まれる。

③　バイケイソウは山地の湿地や川岸に生える。中毒症状は流涎、嘔吐、よろめき、衰弱、血圧降下などで、呼吸停止により死亡することもある。毒

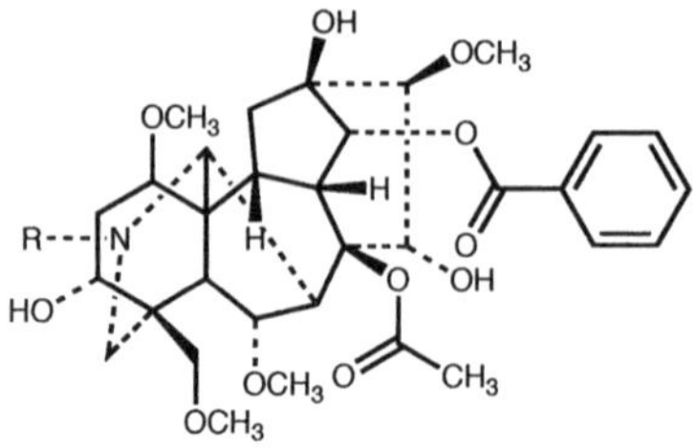

アコニチン　：R=CH₂CH₃
メサコニチン：R=CH₃

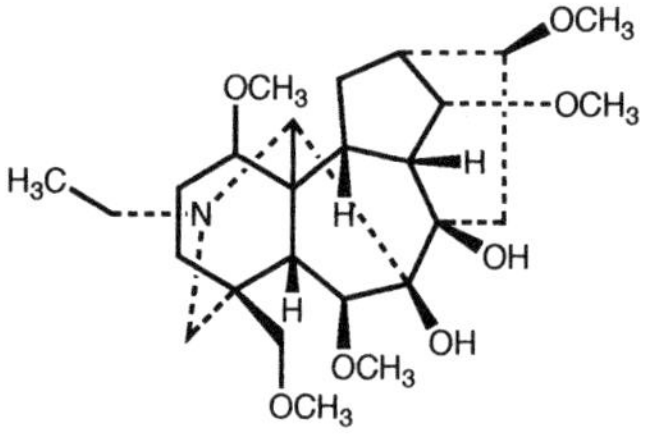

リコクトニン

図 III-26　トリカブトの毒成分の構造

成分はジェルビン、ベラトラミン、ベラトリジン、プロトベラトリンなどのステロイドアミンで（**図 III-27**）、新芽のほか、葉、茎、根も有毒である。近縁のコバイケイソウによる中毒も多い。

④　ジギタリスは庭で栽培されたり、日当たりのよい石の多い高地で見られる。中毒症状は吐き気、不整脈、頭痛、下痢、視覚異常、錯乱などで、重症の場合は心機能停止により死亡する。毒成分はジギトキシン、ジゴキシン（**図 III-28**）などのステロイド配糖体で、葉の含量が特に高い。ジギトキシン、ジゴキシンは強心剤として有効利用されている。

⑤　ドクウツギの果実は熟するにつれて紅色から紫色に変わり美しいので、子供などがつい誘われて食べ中毒を引き起こすことがある。主な中毒症状は悪心、嘔吐、全身硬直、口唇紫変、瞳孔縮小などで、死亡することもある。果実はネズミコロシとかウジゴロシ、サルコロシ、イチロベコロシ（一郎兵衛殺し）などといわれている。毒成分はコリアミルチンおよびツチンである

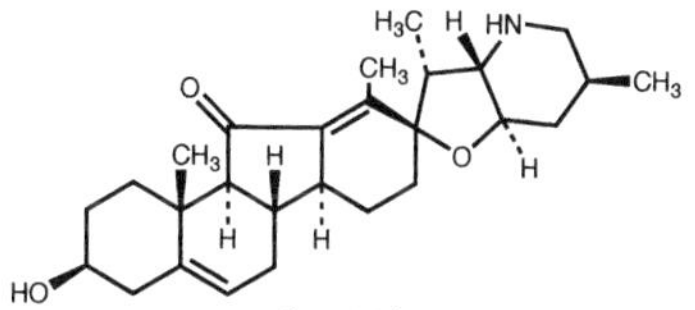

III 自然毒(有毒物質)

ジェルビン

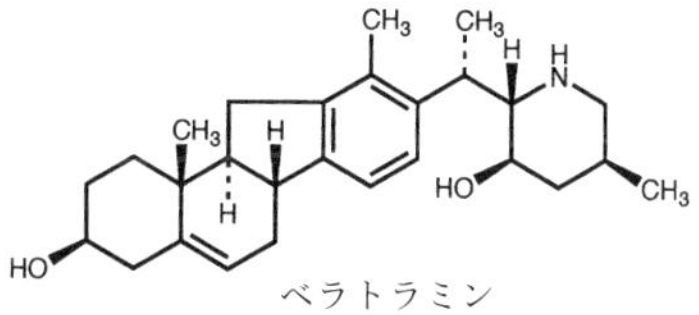

ベラトラミン

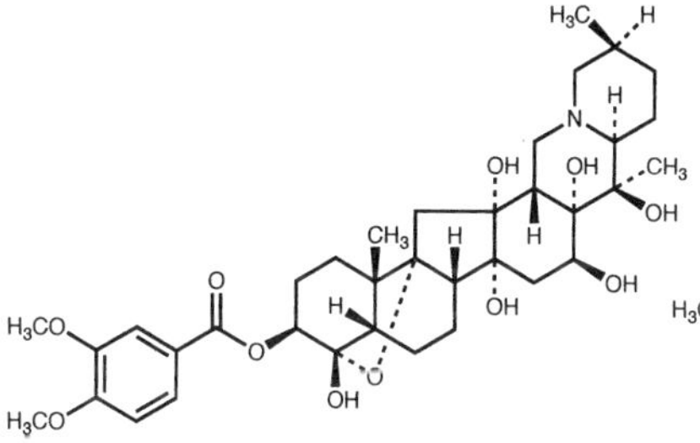

ベラトリジン

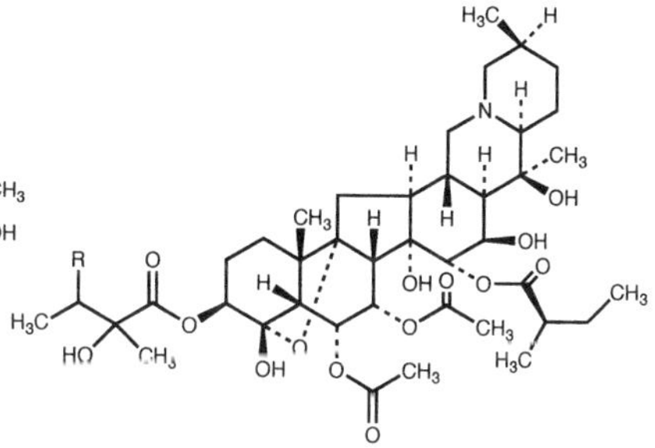

プロトベラトリンA：R=H
B：R=OH

図 III-27　バイケイソウの毒成分の構造

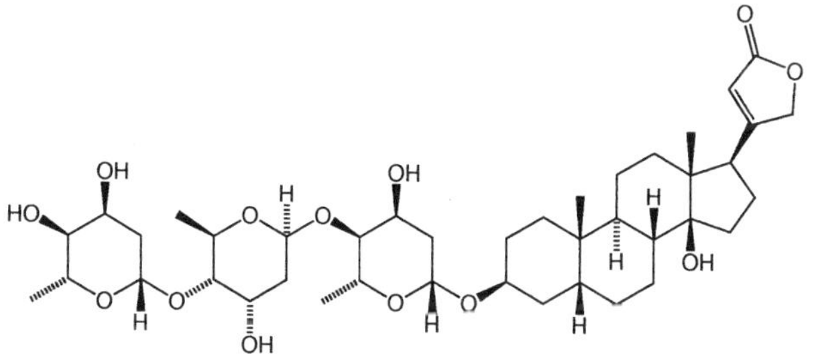

ジギトキシン

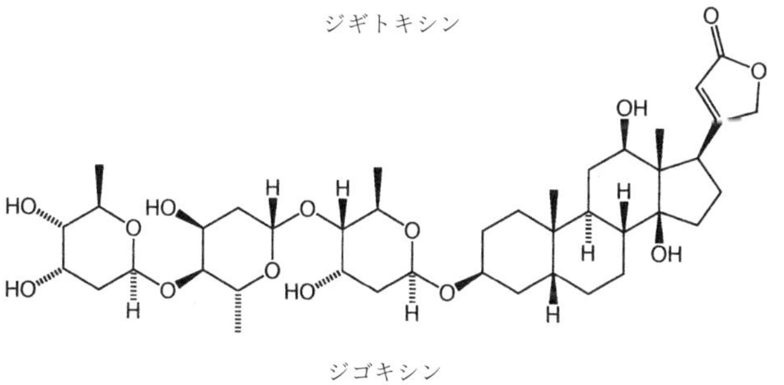

ジゴキシン

図 III-28　ジギタリスの毒成分の構造

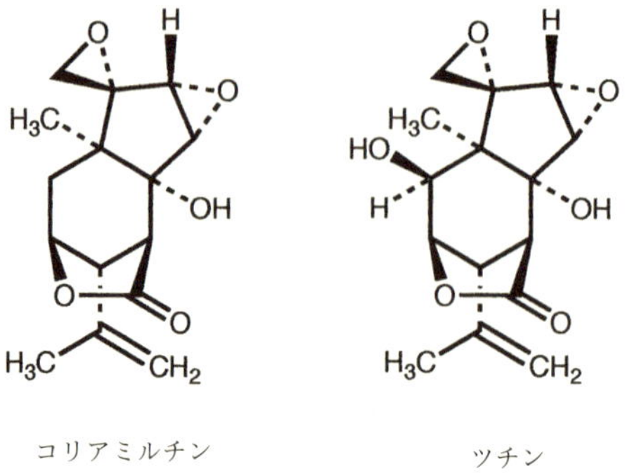

コリアミルチン　　　　ツチン

図 III-29　ドクウツギの毒成分の構造

（図 III-29）。

● ミニ知識：チョウセンアサガオと華岡青洲

　下の郵便切手は、「第100回日本外科学会総会記念切手」として平成12年（2000）発行されたものである。真ん中に描かれているのはチョウセンアサガオで、右上の人物は華岡青洲である。

　華岡青洲（1760〜1835）は江戸時代後期の医者で、1804年10月13日に世界で初めて全身麻酔による乳がん手術に成功したことで知られている。その時に用いた麻酔薬（通仙散）の主成分がチョウセンアサガオであったことが、右の切手の由来である。10月13日は日本麻酔学会が「麻酔の日」としている。

　華岡青洲は、手術での患者の苦しみを和らげるために麻酔薬の開発に没頭した。通仙散の開発に至るまでには、実験台となった実母の死、妻の失明という大きな犠牲を払っている。

　今では麻酔なしの手術などとても考えられないが、華岡青洲の努力とその身内の犠牲に感謝しなければならない。

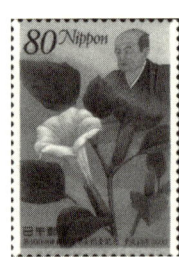

III 自然毒（有毒物質）

> **Q28** 次の①〜⑤の有毒植物が持つ毒成分を下の語群から選べ。
>
> ① シキミ、② ドクゼリ、③ ドクニンジン、④ ハシリドコロ、⑤ バレイショ
>
> 【語群】 アトロピン、アニサチン、コニイン、シクトキシン、ソラニン

正解 ① アニサチン、② シクトキシン、③ コニイン、④ アトロピン、⑤ ソラニン

解説 これまでに取り上げていない植物の毒成分を整理するために出題した。

① シキミはモクレン科の小木で、関東以西に自生している。香気が高いので仏前や墓前のお供えにされ、樹皮や葉の粉末は香に使われる。果実は甘いが猛毒で、「悪しき実」がシキミの語源になっている。ダイウイキョウの実（八角といわれ、中華料理のスパイスに用いられる）と似ているため、誤って日本から輸出されたシキミの実による中毒がドイツ（1937年、患者4人）、シンガポール（1955年、患者79人）で発生している。中毒症状はめまい、嘔吐、けいれん、虚脱などで、毒成分はセスキテルペンのアニサチン（図III-30）である。

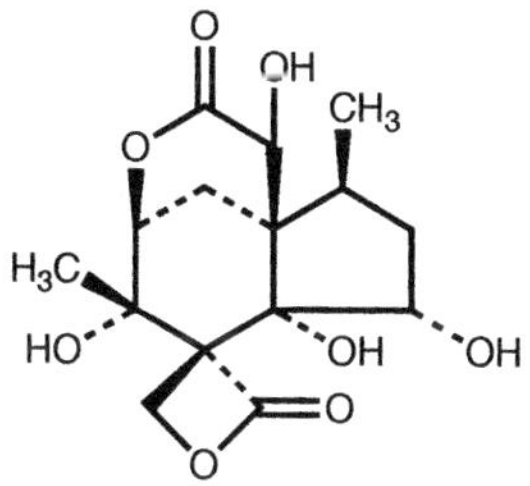

図III-30 アニサチンの構造

② ドクゼリはセリ科の多年草で、日本各地の沼や川の近くの湿地に群生する。春の七草の1つであるセリと誤食されて中毒を引き起こすことがある。中毒症状はけいれん、めまい、嘔吐、皮膚の発赤などで、重症の場合は呼吸麻痺により 10〜20 時間で死亡する。植物毒の大部分はアルカロイド系であるが、ドクゼリの毒成分は特殊で、シクトキシン（**図 III-31**）というポリイン系の化合物である。

③ ドクニンジンはセリ科の植物で、葉がパセリやニンジンと似ているので誤食される。ドクゼリと近縁種であるが、毒成分はアルカロイド系のコニイン（**図 III-32**）である。

④ ハシリドコロはナス科の植物で、新芽をフキやゴマナと間違えて中毒を起こす。毒成分はチョウセンアサガオと同じで、アトロピンなどのトロパンアルカロイドである（図 III-25）。ハシリドコロの名前は、中毒に罹ると狂奔して走り回ることからきている。

⑤ バレイショは緑色の部分や新芽にソラニン（**図 III-33**）という有毒な配糖体アルカロイドを高濃度（0.1％以上）に含んでいる。皮の直下部分にも 0.005〜0.01％程度のソラニンが存在する。

学校給食による集団食中毒が多く、最近でも平成 15 年に東京都（摂食者 32 人、患者 6 人）、16 年に兵庫県（摂食者 145 人、患者 74 人）、17 年に茨城県（摂食者 81 人、患者 46 人）で中毒例がある。

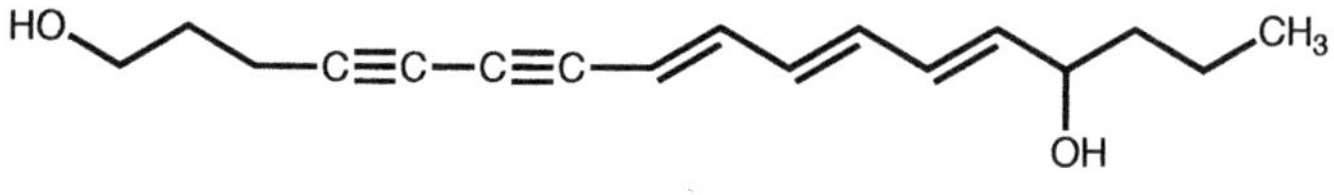

図 III-31 シクトキシンの構造

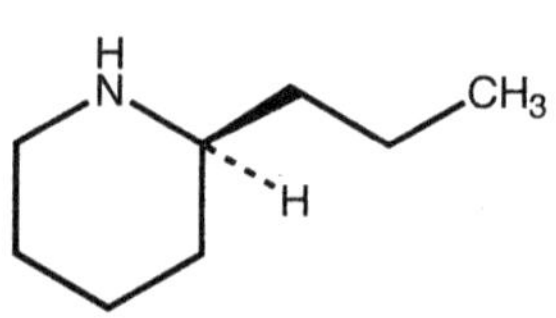

図 III-32 コニインの構造

中毒症状は食後数時間で現れ、頭痛、嘔吐、腹痛などが見られる。重症の場合は意識の混濁、昏睡、けいれんを経て死亡することがある。緑色の部分や新芽は確実に除去し、皮を厚めにむくことで中毒を予防できる。

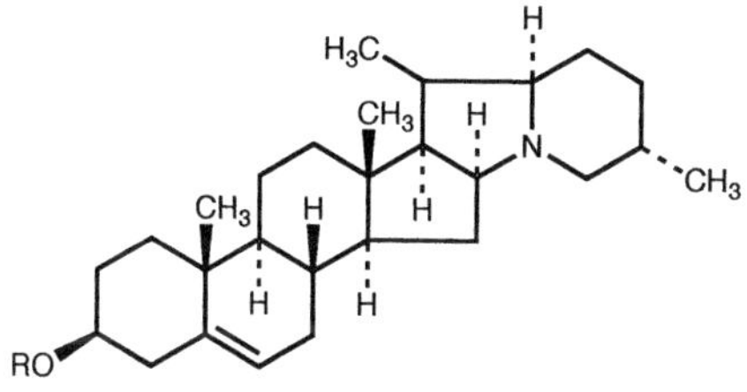

R=D-Glu-D-Gal-L-Rham

図 III-33　ソラニンの構造

● ミニ知識：ソクラテスとドクニンジン

　ギリシャ時代の哲学者ソクラテスは、多くの若者に議論をふっかけて相手をとことん追及し、「みんなは何も知らないのに、何かを知っていると信じている。私だけは、何も知らないことをよく知っている（無知の知という）」との境地に達したという。
　追及された若者たちから「アテナイの国家が信じる神とは異なる神を信じ、若者を堕落させた」として訴えられ、ついには公開裁判で死刑判決を受けた。裁判の模様は、弟子のプラトンが「ソクラテスの弁明」として書き残している。死刑判決を受けたが、牢屋の鍵は開いており、ソクラテスはいつでも逃げ出すことができたという。
　しかしソクラテスは、「悪法も法である」として死刑判決にしたがい、ドクニンジンで服毒自殺したといわれている。

> **Q29** 発がん性植物毒に関する次の文章の①〜⑥に適切な言葉を入れよ。
>
> 　食用植物であるが発がん物質を含むことが知られているものに（①）と（②）がある。（①）を食べているウシには慢性の血尿と膀胱ガンが多いといわれており、発がん物質は（③）であることが明らかにされている。ヒトが食べるときには湯通しにより有毒成分が除かれているので心配ない。
>
> 　一方、（②）の茎や髄はデンプンに富んでいるので熱帯〜亜熱帯地域では一般に食用にされているが、種子、葉、茎には毒性のあることもよく知られている。
>
> 　毒成分としては（④）が得られているが、実は（④）そのものは毒性も発がん性もない。（④）は体内で分解され、（⑤）と（⑥）ができる。毒性は（⑤）により、発がん性は（⑥）により発現される。

正解 ① ワラビ、② ソテツ、③ プタキロシド、④ サイカシン、⑤ ホルムアルデヒド、⑥ ジアゾメタン

解説 発がん物質を含む植物としてはワラビとソテツが有名であるので、①がワラビ、②がソテツであることは容易に想像できる。発がん物質の名前とペアで覚えておきたい。

　ワラビはシダ植物の1種で、春から初夏の若芽を食用にする。発がん物質プタキロシド（**図 III-34**）の単離同定および実験動物における発がん性の確認は、日本人研究者によって行われた。ワラビにはプタキロシドが0.05〜0.06％程度含まれているが、家庭でワラビを食べるぶんには食べる量も少ないし、プタキロシドは灰汁抜き（湯通し）の過程でかなり除去される。また、プタキロシドは熱に弱く、灰汁抜きの過程で分解されて発がん性を失うので、ワラビによる発がんの心配はまずない。

　一方、ソテツは裸子植物の低木で、"赤いソテツの実も熟れる頃……"（奄

美大島の唄『島育ち』）と歌われているように、熱帯〜亜熱帯地域の代表的な植物である。赤い実が熟れるのは秋である。茎や髄はデンプン原料になるが、水さらしなどにより毒抜きをして利用されている。奄美大島では、実の中の白い部分を原料として用いた「なりみそ」という味噌の特産品がある。「なり」は奄美大島の方言で、ソテツの実のことである。毒成分の本体はサイカシンとされているが、実はサイカシンそのものは無毒で、腸内細菌により分解されてできるホルムアルデヒドが毒性を、ジアゾメタンが発がん性を示す（図III-35）。

図III-34　プタキロシドの構造

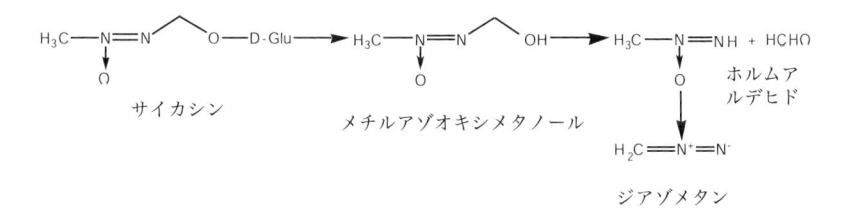

図III-35　サイカシンの体内での分解

> **Q30** 青酸配糖体に関する次の文章の①〜③に、アミグダリン、プルナシン、リナマリンのいずれかを補え。
>
> 　植物の中には青酸配糖体を含むものが数多く知られている。青酸配糖体が酵素の作用を受けて分解すると有毒な青酸を発生するので、中毒の危険性がある。
> 　有名な青酸配糖体としてはバラ科（ウメ、アンズ、モモなど）の未熟な果実に高濃度に含まれる（①）、キャッサバやアオイマメ類（サルタニ豆、バター豆、ホワイト豆、ライマ豆など）に高濃度に含まれる（②）が知られている。
> 　バラ科の果実では、（①）のほかに（③）も少量含まれている。キャッサバやアオイマメ類による中毒死はアフリカ、インドネシア、フィリピン、ミャンマーなどで報告されている。

正解 ① アミグダリン、② リナマリン、③ プルナシン

解説 　アミグダリン、プルナシン、リナマリンの構造を図III-36に示す。
　アミグダリンを高濃度に含む青梅（未熟な梅）の致死量は成人では300個程度と見積もられている。また、青梅は梅酒を作るのに用いられているが、青梅中のアミグダリンは徐々に分解され青酸も揮散するので、梅酒も梅の実もまったく問題ないと考えられる。
　一方、アミグダリンはビタミン効果があるとか、がんに効くといった説があり、その効果を強調した健康食品が出回っているようである。しかし、アミグダリンの効果はあくまでも俗説で、過剰に摂取すると期待した効果が得られないだけでなく健康障害を招くので注意が必要である。
　リナマリンを含むアオイマメ類は生あん原料として東南アジアから輸入されているが、生あんについては製造基準、規格基準を設けて製造過程でシアン化合物を除去するようにしている。

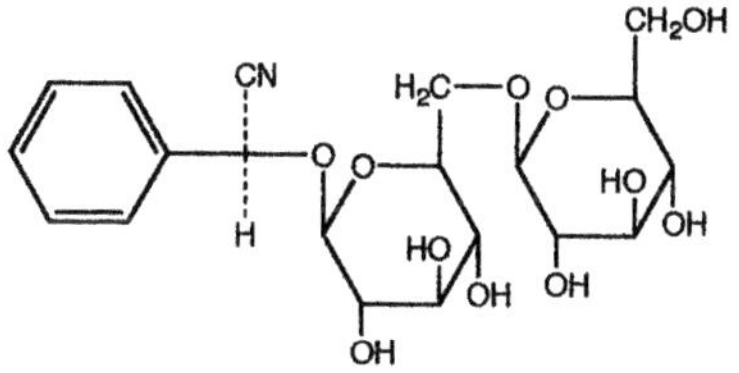

III 自然毒（有毒物質）

アミグダリン 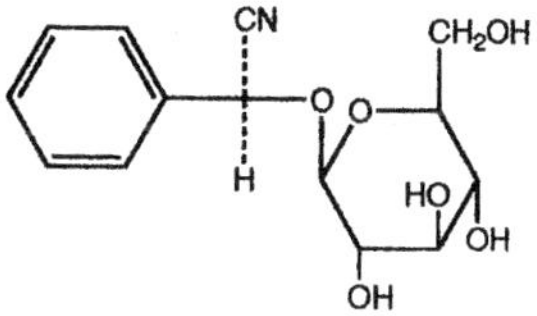　　　　　　　　プリナシン

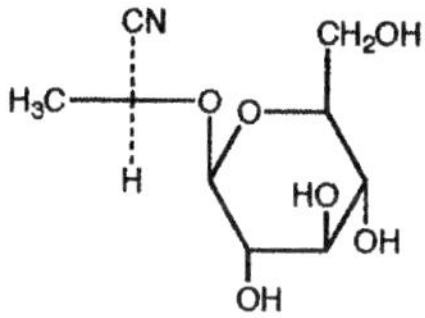

リナマリン

図 III-36　青酸配糖体の構造

● ミニ知識：青酸と青酸カリ

　青酸配糖体から生成する青酸（HCN；化合物名としてはシアン化水素）は沸点26℃で、低温では液体であるが、温度が上がると気化して気体（青酸ガスという）になり、化学兵器（毒ガス）や殺虫剤に使われた。青酸は無色で、アーモンド臭がするという。吸入すると細胞内呼吸が阻害され、各種臓器の壊死により死亡する。死体は全身ピンク色に染まるという（一酸化中毒の場合と同じ）。

　一方、青酸カリ（KCN；正しくはシアン化カリウム）は毒物の代表で、自殺や他殺にしばしば用いられてきた。無臭の白色固体であるが、放置しておくと青酸ガスを発生して特有の臭いがする。青酸カリの成人での致死量（経口摂取）は 150〜300 mg と推定されている。

　青酸カリを取り込むと、胃酸により生じた青酸が毒性を発揮する。青酸カリから青酸ができるまでには時間がかかるので、青酸カリ中毒は青酸ガス中毒より進行が遅い。なお、誤って青酸カリ中毒者が出た場合、患者の呼気には青酸ガスが含まれているので、周囲の人は患者の呼気を吸わないように注意する必要がある。

Q31 紅藻オゴノリ類による食中毒に関する次の説明のうち、正しいものには○、誤っているものには×をつけよ。

① （　）オゴノリ類による中毒はわが国特有の問題で、外国では中毒例はない。
② （　）オゴノリ類による中毒では下痢、嘔吐、腹痛などの症状がみられるが、死亡することはない。
③ （　）刺身のつまとして広く流通しているオゴノリも中毒の危険があり、実際に中毒を引き起こしたことがある。
④ （　）中毒原因物質の1つはプロスタグランジン類である。

正解 ① ×、② ×、③ ×、④ ○

解説 海藻で中毒することはまずないと考えられているが、唯一の例外がオゴノリ中毒である。死亡することもあるので注意が必要である。

① オゴノリ類による食中毒事件はこれまでに国内で3件（患者8人、死者3人）発生しているが、外国でもグアム、ハワイ、サンフランシスコで中毒例が報告されており、わが国だけの問題ではない（**表III-3**）。

② 国内での3件と、サンフランシスコの事件での中毒症状はほぼ同じで、下痢、嘔吐、腹痛が共通してみられ、重症者は血圧低下、意識混濁を経て死亡している。グアムでの中毒では、知覚異常、皮膚の発赤、全身けいれん、呼吸困難が、ハワイでの中毒ではバーニングセンセーション（口やのどの灼けるような感覚）という特異な症状がみられた。

④ オゴノリを細切りして水に漬けておくとプロスタグランジン類、とくにE_2が著しく増加すること、中毒検体から多量のプロスタグランジン類が検出されること、細切りしたオゴノリにアラキドン酸を加えるとプロスタグランジンE_2が増加することが明らかにされている。これらの事実から、藻体中の酵素作用により、藻体や食べあわせた食品（とくに魚介類）に含まれる高度不飽和脂肪酸から生成したプロスタグランジン類（とくにE_2、**図III-**

37)が中毒原因物質であると考えられている。

なお、中毒症状が異なることに対応して、グアムでの中毒事件ではポリカバノシド類が、ハワイでの中毒事件ではアプリシアトキシン類が原因毒とされている。

表 III-3 オゴノリ類による食中毒事件例

発生年	発生場所	患者数(人)	死者数(人)	原　因　種
1980	山形県酒田市	4	1	ツルシラモ（*Gracilaria chorda*）
1981	愛媛県東予市	2	1	オゴノリ（*G. verrucosa*）
1991	グアム	13	3	カタオゴノリ （*G. edulis*＝*Polycavernosa tsudai*）
1992	サンフランシスコ	3	0	オゴノリ類（種不明）
1993	神奈川県横浜市	2	1	オゴノリ（*G. verrucosa*）
1994	ハワイ	8	0	モサオゴノリ（*G. coronopifolia*）

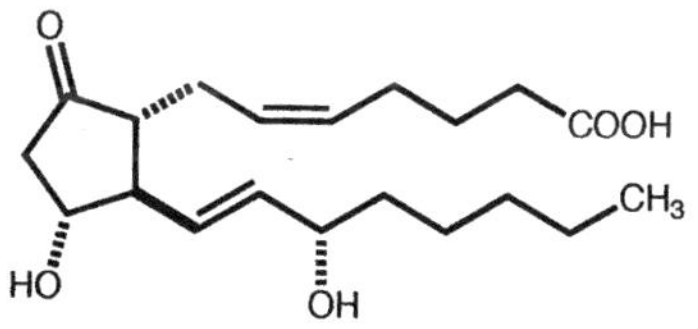

図 III-37 プロスタグランジンE_2の構造

> **Q32** 自然毒についての記述である。正しいのはどれか。
>
> ① バラムツ(深海魚の一種)の肉質部には、多量の不消化性ワックスが含まれている。
> ② ふぐ中毒の原因物質はアフラトキシンである。
> ③ イシナギの肝臓のビタミンEは、中毒の一因となる。
> ④ ソラニンはじゃがいもの緑変部には存在しない。
> ⑤ トリカブトの葉にはアコニチンは含まれていない。
>
> (平成15年管理栄養士国家試験問題)

正解 ①

解説 ① バラムツのほかに、同じクロタチカマス科のアブラソコムツも筋肉に多量のワックスを含んでいる（Q18参照、p.32）。ワックスは不消化性で下痢を起こす。バラムツは昭和45年（1970）に、アブラソコムツは昭和56年（1981）に食用禁止措置がとられている。

② ふぐ中毒の原因物質はいうまでもなくテトロドトキシンである。アフラトキシンはかび（*Aspergillus flavus*）が産生する代表的なマイコトキシンで、強力な発がん性を示す（Q51参照、p.105）。

③ イシナギの肝臓摂取による中毒原因物質はビタミンEではなく、多量に含まれているビタミンAで、中毒はビタミンA過剰症と呼ばれている（Q18参照）。イシナギの肝臓は昭和35年（1960）に食用禁止となっている。

④ ソラニンはじゃがいもの緑色の部分や新芽に高濃度に含まれる有毒な配糖体アルカロイドである（図III-33）。緑色の部分や新芽を確実に除去し、皮を厚めにむくことで中毒を予防できる。

⑤ トリカブトの毒成分としては、アコニチンのほかに、メサコニン、リコクトニン（図III-26）が知られており、根の含量が特に高いが、葉、茎、花にも含まれている。

Ⅲ 自然毒（有毒物質）

Q33 自然毒による食中毒についての記述である。誤っているのはどれか。

① フグ中毒の原因物質テトロドトキシンは、熱に対して安定なので、加熱処理後でも中毒はおこる。
② 麻痺性貝毒や下痢性貝毒のいずれも一定の規制値が定められており、それをこえる場合は食品衛生法の規定に違反するものとされる。
③ わが国で発生するキノコ中毒の大半を占めるツキヨタケは、その有毒成分が脳神経系に作用するため幻覚や神経麻痺をきたす。
④ ハシリドコロはその若芽がフキノトウと誤認されやすく、摂食後数時間以内に意識障害をきたし、興奮期には狂騒状態を呈す。
⑤ 動物実験によればワラビにはアルカリ処理によって破壊される発がん物質が含まれ、膀胱や小腸に腫瘍を発生させる。

(平成9年管理栄養士国家試験問題)

正解 ③

解説 ① テトロドトキシンは熱に対して非常に安定で、ふぐちりなどの加熱調理では中毒を防ぐことができない。

② 麻痺性貝毒は4 MU（マウスユニット）/g以下、下痢性貝毒は0.05 MU/g以下という規制値が設けられている。

③ ツキヨタケはキノコ中毒の発生件数の第1位を占めている。その毒成分はイルジン類（図Ⅲ-13）で、脳神経系ではなく消化器系に作用するので、嘔吐、下痢、腹痛などの症状が引き起こされる。

④ ハシリドコロの毒成分は、チョウセンアサガオと同様にアトロピンなどのトロパンアルカロイドである（Ⅲ-25）。

⑤ ワラビに含まれる発がん物質は、プタキロシドという配糖体である（図Ⅲ-34）。

Q34 次の①〜⑤のような食中毒症状の原因となる生物を下記の語群から選べ。

① 食後30分〜1時間で頭痛、めまい、船酔い感、酩酊感、視覚異常などが現れるが、通常数時間で回復する。
② 食べると数日後に手足の指先が赤く腫れ、激痛が1か月以上続く。
③ 神経系症状、消化器系症状および循環器系症状が複雑に絡みあって現れる。中でも、ドライアイスセンセーションと呼ばれる温度感覚異常は特徴的な症状である。
④ 興奮、幻覚、錯乱などの症状が現れ、狂奔して走り回ることもある。
⑤ 食べると10〜20時間の潜伏期を経て突然激しい嘔吐、下痢、腹痛、血便といったコレラ様の中毒症状が現れ、重症の場合は死に至る。

【語群】 ハシリドコロ、ドクササコ、ドクツルタケ、バラフエダイ、ヒメエゾボラ

正解 ① ヒメエゾボラ、② ドクササコ、③ バラフエダイ、④ ハシリドコロ、⑤ ドクツルタケ

解説 自然毒による食中毒では、特徴的な中毒症状がみられるものが多い。本問で取りあげた以外にも、二枚貝の記憶喪失性貝毒(ドウモイ酸)による記憶障害、アセタケ属キノコ(オオキヌハダトマヤタケ、シロトマヤタケなど)のムスカリンによる激しい発汗、マジックマッシュルームであるヒカゲシビレタケやワライタケのシロシン、シロシビンによる幻覚症状などがある。自然毒を持つ動植物の名前とその毒成分の名称、さらに特徴的な中毒症状をセットで覚えておきたい。

① キーワードは「船酔い感」と「酩酊感」である。これらから、ヒメエゾボラ、エゾボラモドキなどのエゾバイ科エゾボラ属巻貝（ツブとかツブ貝として流通している）の唾液腺に高濃度に含まれているテトラミン$(CH_3)_4N^+$による中毒を連想されたい。

動物性自然毒の中ではテトラミンによる中毒は件数はかなり多いが、中毒症状は比較的軽微で、またテトラミンの体外排泄が早いので症状も短時間で治まる。

②「手足の指先が赤く腫れ激痛がする」というやけど様の特異な中毒症状（末端紅痛症と呼ばれている）から、キシメジ科カヤタケ属のドクササコ（*Clitocybe acromelalga*、別名ヤケドタケ）を思い浮かべたい。ドクササコは日本海側の地域に生息する日本特産のキノコで、毒成分はアミノ酸の一種であるアクロメリン酸類（図III-18）である。

最近、同じカヤタケ属の *Clitocybe amoenolens* による類似の中毒がフランスでも報告されている。ドクササコ類キノコによる特異な中毒症状は、欧米ではドクササコの学名にちなんで acromelalga syndrome と呼ばれている。

③「ドライアイスセンセーション」といえば、熱帯～亜熱帯海域、とくにサンゴ礁海域に生息する魚によるシガテラである。シガテラでは致死率は低いが、ドライアイスセンセーションの回復には数か月を要することもある。シガテラ魚としてはバラフエダイ、ドクウツボ、ドクカマス（オニカマス）など数百種がリストされており、主要な原因毒はシガトキシン（図III-3）である。

④「狂奔して走り回る」からハシリドコロを連想されたい。同様な中毒症状はチョウセンアサガオでもみられる。ハシリドコロとチョウセンアサガオの毒成分は、いずれも l-ヒヨスチアミン、アトロピン、スコポラミンなどである（図III-25）。

⑤「コレラ様の中毒症状」からドクツルタケやシロタマゴテングタケが連想できる。これらのキノコは猛毒キノコとして知られ、わが国におけるキノコ中毒死者の大半を占めている。主要な毒成分はファロイジン（図III-16）とアマニチン類（図III-17）である。

> **Q35** 自然毒を持つ動植物に関する次の説明にはいずれにも誤りが含まれている。正しい文章に直せ。
>
> ① テングタケは夏から秋にかけて針葉樹林や広葉樹林内の地上にはえる毒キノコで、ファロイジン、アマニチン類を毒成分として持つ。
> ② ナス科の植物ハシリドコロは、トリカブト同様にアコニチン、リコクトニンなどの毒成分を含む。
> ③ 麻痺性貝毒は *Dinophysis fortii* などの渦鞭毛藻が生産する毒成分で、10 MU/g を超える毒性の貝類は出荷が規制されている。
> ④ 養殖フグの肝臓は無毒であるので、食用として流通が許可されている。

正解 （解答例）① ドクツルタケ（またはシロタマゴテングタケ）は夏から秋にかけて針葉樹林や広葉樹林内の地上にはえる毒キノコで、ファロイジン、アマニチン類を毒成分として持つ。（「テングタケは夏から秋にかけて針葉樹林や広葉樹林内の地上にはえる毒キノコで、イボテン酸、トリコロミン酸、ムシモールを毒成分として持つ」でも可。）

② ナス科の植物ハシリドコロは、チョウセンアサガオと同様に l-ヒヨスチアミン、アトロピン、スコポラミンなどの毒成分を含む。

③ 麻痺性貝毒は *Alexandrium catenera*（または *Alexandrium tamarense*）などの渦鞭毛藻が生産する毒成分で、4 MU/g を超える毒性の貝類は出荷が規制されている。（「下痢性貝毒は *Dinophysis fortii* などの渦鞭毛藻が生産する毒成分で、0.05 MU/g を超える毒性の貝類は出荷が規制されている」でも可。）

④ 養殖フグの肝臓は多くの場合無毒であるが、食用としての流通は許可されていない。

解説 ④以外は難問かもしれない。どこが間違っているかはわかって

も、正しく直すためには相当の知識が必要である。

① テングタケ、ベニテングタケ、タマゴテングタケ、シロタマゴテングタケはお互いに名前が似ていて紛らわしいが、毒成分は異なっている。前者の2種類の毒成分はイボテン酸、トリコロミン酸、ムシモール（図III-15）、後者の2種類とドクツルタケではファロイジン（図III-16）、アマニチン類（図III-17）である。わが国のキノコ中毒死者の大半は、シロタマゴテングタケとドクツルタケによる。

② ハシリドコロの毒成分はチョウセンアサガオと同様に、l-ヒヨスチアミン、アトロピン、スコポラミンなどである（図III-25）。問題文中のトリカブトの毒成分は、アコニチン、リコクトニンなど（図III-26）である。

③ 食品衛生上問題となる魚貝類の毒成分は有毒プランクトン（渦鞭毛藻または珪藻）から蓄積した例が多い。問題文中の麻痺性貝毒の起源は *Alexandrium catenera*、*Alexandrium tamarense* などの渦鞭毛藻で、*Dinophysis fortii*（渦鞭毛藻）は下痢性貝毒の起源である。なお、シガテラ毒の起源は *Gambierdiscus toxicus*（渦鞭毛藻）、記憶喪失性貝毒の起源は *Pseudo-nitzschia multiseries*（珪藻）である。麻痺性貝毒と下痢性貝毒に対しては、それぞれ 4 MU/g、0.05 MU/g を超えると出荷規制措置がとられている。

④ 天然フグの毒性は組織によって著しく異なり、一般的には肝臓と卵巣が高い（表III-1）。一方、養殖フグは大部分の個体が肝臓や卵巣も含めて全組織が無毒であるが、すべての個体が無毒というわけではないので、養殖フグの場合も肝臓の流通は認められていない。

● ミニ知識：養殖フグはなぜ無毒なのか？

　養殖フグを普通の餌で育てると無毒のままであるが、テトロドトキシン（TTX）を含む餌で育てると有毒になる。また、海洋のありふれた細菌が TTX を作ることがある。

　これらの事実から、フグは自ら TTX を作るのではなく（作らないという確証はないが）、食物連鎖によって TTX を蓄積すると考えられている。ただし、フグの腸内細菌の中には TTX を産生するものも見つかっているので、養殖フグであっても有毒になる可能性は否定できない。

> **Q36** 食品中に含まれる有毒成分について、その所在、化学的特性、主な毒性の組み合わせである。誤っているのはどれか。
>
> ① レクチン：豆類—たんぱく質—血液凝集
> ② ゴイトロゲン：あぶらな科植物—ステロイド—肝臓肥大
> ③ アミグダリン：未熟な果実—青酸配糖体—内呼吸障害
> ④ ソラニン：じゃがいも—アルカロイド—頭痛・目まい
> ⑤ テトロドトキシン：ふぐ—複素環化合物—神経障害
>
> （平成11年管理栄養士国家試験問題）

正解 ②

解説 レクチンとかゴイトロゲンといった、これまでに登場していない聞き慣れない言葉が出てきて少し難しいかもしれない。

① レクチンは特定の糖鎖を認識して結合するタンパク質である。赤血球膜の糖鎖と結合して血球を凝集させる性質があるので、赤血球凝集素と呼ばれることもある。赤血球凝集活性のほかに、リンパ球の幼若化作用（増殖促進作用）や正常細胞とがん細胞の識別能力なども見いだされ、免疫学やがん研究の分野で貴重な研究試薬として有効利用されている。また、各種糖類や糖タンパク質の精製にもしばしば用いられている。

レクチンは動植物に広く分布するが、特に豆類（インゲンマメ、タチナタマメ、大豆、ピーナッツなど）の含量が高い。一般に毒性を示さないし、加熱に不安定であるので、調理すれば食品衛生上の問題はほとんどないと考えられる。

② ゴイトロゲン（goitrogen）は肝臓肥大ではなく甲状腺腫（goiter）を引き起こす物質の総称である。あぶらな科の野菜（アブラナ、カラシナ、ワサビ、キャベツ、ブロッコリー、大根など）にはゴイトロゲンの前駆体であるグルコシノレート（カラシ油配糖体）と呼ばれる一群の化合物が含まれている。グルコシノレートの代表はプロゴイトリン（**図 III-38**）で、植物体内

の酵素（ミロシナーゼ）の作用ならびにその後の化学変換（環化）によって生成するゴイトリン（図III-38）がゴイトロゲンの本体である。

③ アミグダリン（図III-36）は青酸配糖体で、バラ科のウメ、アンズ、リンゴ、ナシなどの未熟な果実に豊富に含まれる。植物自身が持つ酵素、あるいは腸内細菌が持つ酵素の作用を受けて青酸を発生し、内呼吸障害を引き起こす（Q30参照、p.66）。

④ ソラニン（図III-33）は、バレイショの緑色の部分や新芽に高濃度に含まれる有毒な配糖体アルカロイドである。中毒症状は食後数時間で現れ、頭痛、めまい、嘔吐、腹痛などが見られる。重症の場合は意識の混濁、昏睡、けいれんを経て死亡することがある。

⑤ テトロドトキシン（図III-2）はいうまでもなくフグ毒の本体である。環状構造の中に炭素以外の原子を含む複素環式化合物で、ナトリウムチャンネルをブロックする神経毒として作用する。

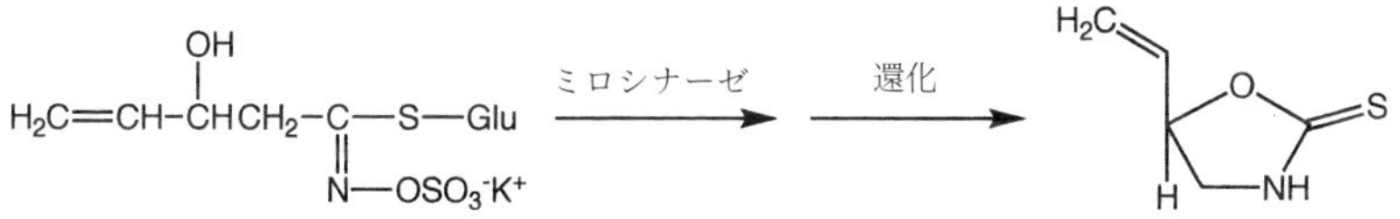

図III-38 プロゴイトリン（左）からゴイトリン（右）の生成

● ミニ知識：リシンは猛毒レクチン

レクチンは通常、健康への影響はないと考えられるが、トウダイグサ科のヒマ（トウゴマ）に含まれているリシン（ricin；アミノ酸のリシン lysine ではない）と呼ばれるレクチンは例外で、きわめて猛毒である。リシンはAサブユニット（アミノ酸267残基）とBサブユニット（アミノ酸262残基）より成り、AサブユニットはN-グリコシダーゼ活性を、Bサブユニットはレクチン活性を示す。Bサブユニットは細胞膜の糖鎖に結合し、Aサブユニットを細胞内に送り込む。細胞内に入ったAサブユニットは、リボソームの中で重要な機能を果たす28S rRNAの特定の塩基をリボースから切断し、その結果タンパク質合成の停止（細胞死）を引き起こす。1997年に批准された化学兵器禁止条約の中で、化学兵器の一種としてリストされているほどである。

IV 有害化学物質

Q37 わが国で発生した代表的な公害事件について、次の表の原因物質（①～③）を述べるとともに、特徴的な症状（④～⑦）を下記の語群から選べ。

公害	原因物質	特徴的な症状
水俣病	①	④
イタイイタイ病	②	⑤
ヒ素ミルク中毒事件	ヒ素	⑥
カネミ油症事件	③	⑦

【語群】 塩素にきび、骨軟化症、視野狭窄、腹部の黒化

正解 ① 水銀（メチル水銀も可）、② カドミウム、③ PCB（ポリ塩化ビフェニルも可）、④ 視野狭窄、⑤ 骨軟化症、⑥ 腹部の黒化、⑦ 塩素にきび

解説 水俣病は昭和31年（1956）に熊本県・鹿児島県にまたがって発生した水銀中毒事件で、英語でMinamata Diseaseというように世界的にも広く知られている。原因物質は工場廃液に含まれていたメチル水銀で、魚介類に濃縮され、汚染魚介類を食べた沿岸住民に大きな被害を及ぼした。原因物質は当初からメチル水銀が疑われていたにもかかわらず、国が認めようとしなかったことが被害を拡大し、大きな社会問題となった。水俣湾では昭和48年（1973）から漁獲の自主規制が行われてきたが、平成6年（1994）の後半から水俣湾の魚介類の水銀濃度は暫定的規制値（Q38参照）を下回るようになり、平成9年（1997）に安全宣言が出された。水俣病発生から実に約40年が経過したことになる。

中毒症状は中枢神経系障害で、初期には四肢末端と口唇周辺のしびれ感が、進行すると歩行障害、言語障害、難聴、嚥下障害のほか、視野狭窄という独特の症状が現れ、重症の場合は死に至る。このようなメチル水銀中毒の症状は、1937年にイギリスの農薬工場で起こった神経症がメチル水銀中毒であ

ることを報告したハンターとラッセルにちなんで、ハンター・ラッセル症候群と呼ばれている。工場廃液のメチル水銀による中毒事件としては、昭和39年（1964）に新潟県で発生した阿賀野川水銀中毒事件（新潟水俣病とか第二水俣病とも呼ばれる）も知られている。

　富山県神通川流域で発生したイタイイタイ病は、昭和30年（1955）に原因不明の奇病として初めて学会に報告されたが、実際の発病はかなり以前からあったようである。神通川上流の亜鉛・銅精錬所からの鉱滓、廃水中に多量に含まれていたカドミウムによる飲料水、穀物、野菜類の汚染が原因である。腎臓障害と骨軟化症が特徴的症状で、疼痛（とくに大腿部と腰部の痛み）を伴うことからイタイイタイ病と名付けられた。英語でも Itai-Itai Disease で通用する。

　昭和30年に岡山県を中心とした西日本で発生したヒ素ミルク中毒事件は、患者 12,159 人はすべて乳幼児で、しかも 130 人の死者を出したわが国における最大の食中毒事件である。原料乳に安定剤として添加された第二リン酸ナトリウムがヒ素（亜ヒ酸と推定されている）で汚染されていたことが原因で、ミルク中のヒ素含量は 20～30 ppm という高濃度であった。発熱、下痢、腹部の腫れ、皮膚の色素沈着（とくに腹部の黒化）などがみられた。

　ヒ素ミルク中毒事件の原因となった第二リン酸ナトリウムは、ドライミルク製造過程で使用されるが、最終製品にそのままの形では残らない。このようなものが添加物にあたるかどうか、当時の食品衛生法ではあいまいであった。その後、食品衛生法で「製造の過程において使用されたものはすべて添加物とみなす」こととなったが、ヒ素ミルク中毒事件は食品衛生法の添加物の定義を変えるきっかけになったという点でも重要である。

　カネミ油症事件（米ぬか油中毒事件、ライスオイル中毒事件ともいう）は昭和47年（1972）に北九州で発生した。米ぬか油の加熱脱臭工程で熱媒体として使用していたカネクロール 400（PCB）が、パイプの腐食により油中に漏れたことが原因で、患者数約 2,000 人、死者 20 人近くを出した。代表的な中毒症状は塩素にきび（クロールアクネ）といわれる、顔などの皮膚の色素の異常沈着で、そのほか眼瞼の腫脹、視力減退、関節痛、四肢のしびれ、全身倦怠感などもみられた。

IV 有害化学物質

> **Q38** 魚介類に含まれる水銀に対して設けられている暫定的規制値を説明せよ。

正解 （解答例）魚介類に含まれる水銀の暫定的規制値は、総水銀 0.4 ppm、メチル水銀 0.3 ppm（水銀として）である。ただし、マグロ類など一部魚介類には適用しない。

解説 昭和 31 年（1956）に発生した水俣病、昭和 39 年（1964）に発生した阿賀野川水銀中毒事件は、いずれも魚介類に蓄積されたメチル水銀が原因であったことを受けて、昭和 48 年（1973）に魚介類に含まれる水銀に対して暫定的規制値が設けられた。まず総水銀の検査を行い、0.4 ppm を超える場合はさらにメチル水銀の検査を行い、その結果が 0.3 ppm を超えたものを「暫定的規制値を超えた魚介類」と判定することになっている。

マグロ類が暫定的規制値の適用外になっていることは有名であるが、その他の適用外の魚介類についても正確に記すと、解答例の「ただし、」以下は「マグロ類（マグロ、カジキおよびカツオ）、内水面水域の河川産の魚介類（湖沼産の魚介類は含まない）、深海性魚介類等（メヌケ（類）、キンメダイ、ギンダラ、ベニズワイガニ、エッチュウバイガイおよびサメ類）には適用しない」となる。

● **ミニ知識：マグロの水銀は安全か？**

マグロの水銀含量は暫定的規制値を超えるものが多いが、マグロは経済的に重要な魚種であるので、安全性の観点ではなく経済的な観点から規制値の適用外になったという批判がある。ただし、マグロは水銀と同程度以上のセレンを含んでおり、セレンが水銀に結合して無毒化していることが示唆されている。例えば、ウズラにマグロを与えても水銀中毒にかからないが、同じ量の水銀を与えると中毒になったとか、マウスに水銀だけを与えると死亡するが、水銀とセレンを同時に与えるとすべて生き残ったという報告がある。少しは安心できるデータである。

Q39 次の文は、水銀を含有する魚介類の摂食に関する記述であるが、文中の空所①～⑤に該当する語を入れよ。

　環境中の水銀は、地殻からのガス噴出や化石燃料の燃焼等が主な発生源であり、降雨等により川や海に流出し、水環境中の微生物により ① に変化すると報告されている。変化したこの物質は、② により魚介類に取り込まれ、その体内に蓄積するため、多くの魚介類等に微量に含まれている。また、この物質を多量に摂取したときに起こる健康被害としては、公害病である ③ が報告されている。

　我が国において、魚介類等の水銀含有量の調査結果及び魚介類等の摂食状況等を踏まえて検討したところ、一部の魚介類には ④ に影響を及ぼすおそれのあるレベルの水銀を含有していることから、平成15年に厚生労働省は、「水銀を含有する魚介類等の摂食に関する注意事項」を取りまとめ、⑤ を対象に、その摂食を注意してもらいたい魚介類等の種類や量を発表した。

(平成17年東京都特別区衛生監視（衛生）試験問題)

正解 ① メチル水銀、② 食物連鎖、③ 水俣病、④ 胎児、⑤ 妊婦

解説 ① 水銀の中で毒性が特に問題になるのはメチル水銀である。
② 海洋生物における重金属をはじめとした各種化学物質の蓄積は、海水→プランクトン（植物性プランクトン→動物性プランクトン）や藻類→プランクトン食性（または藻食性）動物→肉食性動物といったような食物連鎖によるケースが多い。
③ 水銀による公害事件としては、水俣病のほかにも阿賀野川水銀中毒事件が知られている。
④、⑤ メチル水銀の毒性は、胎児に対して特に強く現れることが最近の研究によって明らかになっている。このことを踏まえ、問題文中にある「水銀を含有する魚介類等の摂食に関する注意事項」は、妊婦を対象に出された

ものである。WHO（世界保健機構）/FAO（国連食糧農業機構）ではメチル水銀の暫定的耐容週間摂取量（PTWI）は 3.3 µg/kg/week としてきたが、最近、国際専門家会議（JECFA）において、発育途上の胎児保護の観点から 1.6 µg/kg/week（=0.23 µg/kg/day）に引き下げられた。わが国では魚介類の水銀の暫定的規制値は総水銀 0.4 ppm、メチル水銀 0.3 ppm（水銀として）となっているが、体重 50 kg の人がメチル水銀含量 0.3 ppm（=0.3 µg/g）の魚介類を 1 週間に 267 g（=1.6×50÷0.3）以上（1 日あたり 38 g 以上）摂取すると PTWI を超えることになる。一部魚介類のメチル水銀含量は 0.3 ppm 以上であることはよく知られているので、それほど非現実的な話ではない。

● ミニ知識：妊婦に対する魚介類の摂食と水銀に関する注意事項

　Q39 の問題文にある「水銀を含有する魚介類等の摂食に関する注意事項」は平成 15 年（2003）6 月に出されたものである（下表）。注意事項が出されてすぐに、キンメダイは市場から消えてしまうという大混乱が起こった。その反省を踏まえて平成 17 年（2005）11 月に改めて注意事項が出され、このときは重要魚種であるマグロも含まれていたが、大きな混乱はみられなかった。食品安全委員会と厚生労働省が協力して事前にリスクコミュニケーションを徹底して行った成果である。

妊婦に対する魚介類の摂食と水銀に関する注意事項

年　月	摂食量（筋肉部）の目安	魚介類
平成 15 年（2003）6 月	1 回 60~80 g として 2 カ月に 1 回以下	バンドウイルカ
	1 回 60~80 g として週に 1 回以下	ツチクジラ、コビレゴンドウ、マッコウクジラ、サメ
	1 回 60~80 g として週に 2 回以下	メカジキ、キンメダイ
平成 17 年（2005）11 月	1 回 80 g として 2 カ月に 1 回まで	バンドウイルカ
	1 回 80 g として 2 週間に 1 回まで	コビレゴンドウ
	1 回 80 g として週に 1 回まで	キンメダイ、メカジキ、クロマグロ、メバチ（メバチマグロ）、エッチュウバイ、ツチクジラ、マッコウクジラ
	1 回 80 g として週に 2 回まで	キダイ、マカジキ、ユメカサゴ、ミナミマグロ、ヨシキリザメ、イシイルカ

IV　有害化学物質

Q40　カドミウムに関する次の説明には、いずれにも誤りが含まれている。誤っている箇所を訂正せよ。

① カドミウムによる中毒事件としては富山県神通川流域で発生したカネミ油症事件が有名である。
② カドミウムによる慢性中毒での標的臓器は肝臓で、そのほかに骨軟化症、大腿部や腰部の疼痛がみられる。
③ わが国では食品中のカドミウムに対して 1.0 ppm 未満という成分規格が設定されている。
④ 食品中のカドミウム含量はほとんどが 0.1 ppm 未満であるが、軟体動物（貝類、イカ・タコ類）や甲殻類の筋肉では、数 ppm〜数十 ppm と非常に高い。

正解　①「カネミ油症事件」を「イタイイタイ病」に訂正する、②「肝臓」を「腎臓」に訂正する、③「食品」を「米（玄米）」に訂正する、④「筋肉」を「内臓」に訂正する

解説　① カドミウムによる中毒事件はイタイイタイ病である。問題文中のカネミ油症事件の原因物質は PCB である。
② カドミウムの標的臓器は腎臓で、多尿、アミノ酸尿、糖尿、タンパク尿がみられる。最も早期に観察される所見は低分子量タンパク尿である。
③ カドミウムの成分規格が設けられているのは米（玄米）だけである。玄米については 1.0 ppm 未満という規格があるだけでなく、0.4 ppm 以上で 1.0 ppm 未満のものは農林水産省が農家から買い上げて非食用に処理しているので、実際には 0.4 ppm 以上の玄米は流通していない。
④ 水産庁が公表した「水産物に含まれるカドミウムの実態調査結果について」（http://www.jfa.maff.go.jp/release/15.05.02.1.html）から抜粋したデータを**表 IV-1** に示すが、軟体動物や甲殻類の内臓のカドミウム含量は非常に高いことがわかる。これらに含まれる高含量のカドミウムの安全性については、

今後の検討を要すると思われる。

表 IV-1　水産物のカドミウム含量

種　類	組　織	試料数	カドミウム含量（ppm）		
			最小値	最大値	平均値
ウナギ	筋　肉	15	<0.01	<0.01	<0.01
カツオ	筋　肉	15	<0.01	0.04	0.01
キハダ	筋　肉	5	<0.01	0.01	<0.01
シロザケ	筋　肉	18	<0.01	<0.01	<0.01
ヒラメ	筋　肉	18	<0.01	0.02	<0.01
ガザミ	筋　肉	30	<0.01	0.29	0.07
	内臓（みそ）	30	0.09	1.90	0.69
ベニズワイガニ	筋　肉	30	0.04	0.48	0.16
	内　臓	15	2.30	23.00	11.74
アワビ	筋　肉	15	0.02	0.07	0.04
	内　臓	15	2.20	5.60	3.11
サザエ	筋　肉	15	<0.01	0.10	0.05
	内　臓	15	1.20	9.50	4.65
ホタテガイ	筋肉（貝柱）	57	0.01	0.51	0.12
	中腸腺（うろ）	72	1.30	16.00	5.80
スルメイカ	筋　肉	50	0.03	1.30	0.29
	肝　臓	41	6.60	96.00	33.90

● ミニ知識：メタロチオネインとは？

　金属が体内に取り込まれると、それに対応してメタロチオネイン（metallothionein）と呼ばれるタンパク質が誘導される。metallo は金属、thio はイオウ、nein はタンパク質を意味し、メタロチオネインとはイオウを多く含む金属結合タンパク質である。分子量は 6,000〜7,000 で、構成アミノ酸の約 1/3 はシステイン（イオウを含むアミノ酸）で占められている。

　カドミウムはメタロチオネインを特に誘導しやすい金属である。メタロチオネインは、体内に入ってきた金属と結合して金属の毒性を緩和するだけでなく、必須微量金属の保持、放出などにより生体の恒常性維持にも役立っている。

IV 有害化学物質

Q41 次の文章は魚介類に含まれるヒ素の安全性を述べたものである。（ ）内の①、②に相当する化合物を下記の語群から選べ。

陸上生物のヒ素含量は ppb のオーダーであるが、魚介類のヒ素含量は ppm のオーダーと非常に高く、ヒ素ミルク中毒事件の原因となったミルク中のヒ素含量（20～30 ppm）を超えるものも珍しくない。これまでの研究により、魚類、甲殻類などの海産動物に含まれる主要なヒ素化合物は（①）であることが明らかにされている。（①）は哺乳類に対して急性毒性を示さないし、たとえ体内に取り込まれても短時間で尿中に排泄され蓄積性がないことが証明されているので、食品衛生上の問題はない。

一方、海藻類に含まれる主要なヒ素化合物は（②）と同定されている。（②）の急性毒性は不明であるが、細胞毒性試験や染色体異常誘発試験では毒性はほとんど認められないし、体内蓄積性もないことが示されているので、健康被害を与えることはないと考えられる。

【語群】 亜ヒ酸、ヒ酸、アルセノシュガー、アルセノベタイン、アルセノコリン、テトラメチルアルソニウム、トリメチルアルシンオキサイド

正解 ① アルセノベタイン、② アルセノシュガー

解説 食品に含まれる有害元素の場合、つい含量に目がいきがちである。しかし、有害元素といってもその毒性は化学形に大きく依存しているので、食品衛生上の安全性は単に含量だけでなく、化学形の面からも評価する必要がある。その格好の例が魚介類に含まれるヒ素である。魚介類にはヒ素が高濃度に含まれるが、食品衛生上の問題はまずないことを理解されたい。

魚介類に含まれる主なヒ素化合物を**図 IV-1** に示す。いずれも水溶性の有機（メチル化）化合物である。海産動物には主成分のアルセノベタインのほ

か、アルセノコリン、トリメチルアルシンオキサイド、テトラメチルアルソニウムも副成分として検出されている。これら副成分も、アルセノベタイン同様に、マウスに対する経口毒性は三酸化ヒ素（亜ヒ酸）と比べて非常に弱く（**表 IV-2**）、体内蓄積性のないことが証明されている。ちなみに、ヒ素ミルク中毒事件の際のミルク中のヒ素は、毒性が高い無機化合物（亜ヒ酸と推定されている）であった。なお、海藻の主要ヒ素化合物であるアルセノシュガーは安全と考えられるが、ヒジキなど一部海藻には毒性の高いヒ酸が著量に含まれている。

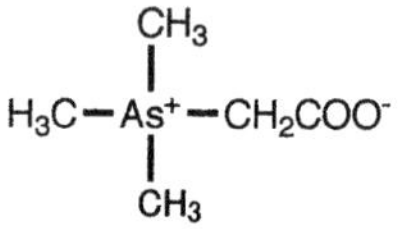

アルセノベタイン

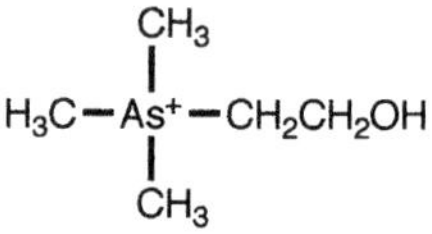

アルセノコリン

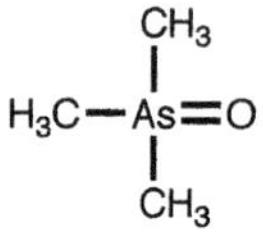

トリメチルアルシンオキサイド

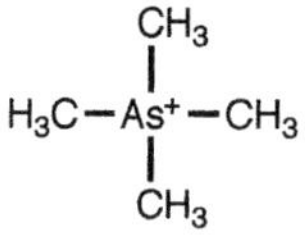

テトラメチルアルソニウム

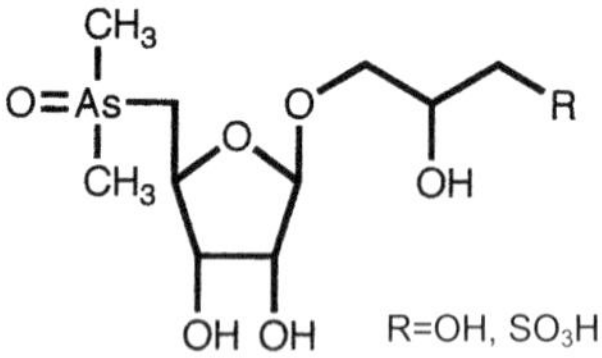

R=OH, SO_3H など

アルセノシュガー

図 IV-1 魚介類に含まれる主なヒ素化合物の構造

表 IV-2 海産動物に含まれる有機ヒ素化合物および三酸化ヒ素のマウスに対する経口毒性

ヒ素化合物	LD_{50}（g/kg）
アルセノベタイン	＞10
アルセノコリン	6.5
トリメチルアルシンオキサイド	10.6
ヨウ化テトラメチルアルソニウム	0.89
三酸化ヒ素	0.0345

Q42 厚生労働省は、「ヒジキを食べることで、健康上のリスク（危険性）は高まりますか？」という質問に対して以下のような回答をしている。（ ）内に適切な数字を補え。

　平成14年度の国民栄養調査によれば、日本人の1日あたりの海藻摂取量は、14.6 g ですが、これは、海苔や昆布といった他の海藻類を含んだ量です。海藻類の国内生産量、輸入量及び輸出量から、海藻類のうちのヒジキの占める割合を試算したところ、6.1％であり、摂取量の割合もこれと大きな差はないと推定すれば、ヒジキの1日あたりの摂取量は約（ ① ）g となります。

　一方、WHO が1988年に定めた無機ヒ素の PTWI（暫定的耐容週間摂取量）は 15 µg/kg 体重/週であり、体重 50 kg の人の場合、（ ② ）µg/人/日＝（ ③ ）µg/人/週に相当します。FAS（英国食品規格庁）が調査した乾燥品を水戻ししたヒジキ中の無機ヒ素濃度は最大で 22.7 mg/kg でしたが、仮にこのヒジキを摂食するとしても、毎日（ ④ ）g（1週間当たり（ ⑤ ）g）以上を継続的に摂取しない限り、ヒ素の PTWI を超えることはありません。

　海藻中に含まれるヒ素によるヒ素中毒の健康被害が起きたとの報告はありません。

　また、ヒジキは食物繊維を豊富に含み、必須ミネラルも含んでいます。

　以上から、ヒジキを極端に多く摂取するのではなく、バランスのよい食生活を心がければ健康上のリスクが高まることはないと思われます。

正解 ① 0.89（0.9 でもいい）、② 107、③ 750、④ 4.7、⑤ 33
計算式は① 14.6×6.1÷100≒0.89（または 0.9）、② 15×50÷7≒107、③ 15×50＝750、④ 107÷22.7≒4.7、⑤ 750÷22.7≒33 である。

解説 ヒ素は魚介類に高濃度に含まれているが、ほぼ安全である（Q41

参照)。ただし、ヒジキには毒性の高いヒ酸が著量に含まれており、2004年7月28日に英国食品規格庁（Food Standards Agency；FSA）は「ヒジキには発がんリスクの指摘されている無機ヒ素が多く含まれているためヒジキを食べないように」という勧告を英国民に向けて出した。

問題文は、この勧告を受けて厚生労働省が発表したものである（http://www.mhlw.go.jp/topics/2004/07/tp0730-1.html を参照のこと）。ヒジキとして摂取した場合のヒ素化合物の代謝と、無機ヒ素化合物（ヒ酸）を単独で摂取した場合の代謝の比較、ヒジキ多食者の健康調査など、安全性確保に向けたデータの蓄積が望まれる。

● ミニ知識：亜ヒ酸は白血病の治療薬？

無機ヒ素化合物の1つである亜ヒ酸は、「ヒ素ミルク中毒事件」や「和歌山のカレー事件」の原因物質となったため、毒物の代表のように思われている。しかし、その亜ヒ酸は、急性前骨髄球性白血病（acute promyelocytic leukemia；APL）の治療薬として使われている。

APLは急性骨髄性白血病の一種で、骨髄中の造血幹細胞ががん化して増え、正常な血液細胞が作られにくくなる病気である。1997年に中国の研究者は、「再発APL患者15人に亜ヒ酸を投与したところ、14人が完全寛解した」と報告した。すぐにアメリカでも治験が行われ、再発性APLあるいは難治性APLに対する亜ヒ酸の高い治療成績（40例中34例で完全寛解）が得られた。

1980年代に、ビタミンA製剤である全トランスレチノイン酸（all-trans retinoic acid；ATRA）がAPLの治療薬として開発されているが、亜ヒ酸は再発性・難治性APLに対する効果が特に高く、ATRAとの併用が有効であるとされている。

APLの治療薬として亜ヒ酸は、アメリカでは2000年に、EUでは2002年に許可されている。わが国でも2004年に、難治性・再発性APLの治療薬として亜ヒ酸の0.1％溶液（トリセノックス）が認可されている。

Q43 次の①～⑤の文章に相当する金属元素を答えよ。

① 原子番号24の元素で、メッキ材料として用いられている。酸化状態によって2価から6価まであり、6価の化合物の毒性が特に強い。
② 原子番号29の元素で、調理器具の材料として用いられている。表面に生じたさび（緑青）が食品に移行して中毒を起こしたことがある。
③ 原子番号34の元素で、欠乏症としては中国での克山病が有名である。水銀の毒性を緩和することが明らかにされている。
④ 原子番号50の元素で、メッキ材料として用いられている。貝類や藻類の付着を防ぐために船底や漁網に塗布された有機化合物は、世界的規模の海洋汚染を引き起こしている。
⑤ 原子番号82の元素で、融点が低く加工しやすいのでハンダ、電線などに用いられているが、毒性があり中毒を引き起こしたことがある。典型的な中毒症状は貧血である。

正解 ① クロム、② 銅、③ セレン、④ スズ、⑤ 鉛

解説 ① クロム（Cr）は必須元素で、3価クロムはインスリン様作用を示す。一方、6価クロム（三酸化クロム CrO_3 や二クロム酸カリウム $K_2Cr_2O_7$）は有毒で、ヒトでの中毒量は200 mg/70 kg、致死量は3,000 mg/70 kgと推定されている。食品を介してのクロム中毒はないが、クロム酸工場の労働者では鼻中隔（左右の鼻腔を隔てる衝立のようなもので、粘膜、軟骨および骨によってできている）に孔があく疾患（鼻中隔穿孔という）が多発したことで知られている。

昭和48年（1973）に東京都で、工場跡地から多量の6価クロムの鉱滓が見つかり、土壌汚染として大騒ぎになったことがある。

② 銅（Cu）は必須元素で、チトクロームC酸化酵素、スーパーオキシ

ディスムターゼなど生体内で重要な働きをする金属酵素の構成成分である。欠乏症としては貧血が知られている。銅製の調理器具の表面には緑青（ろくしょう）と呼ばれる緑青色のさびがみられることがあるが、その本体は$Cu(OH)_2・CuCO_3$（塩基性炭酸銅）である。緑青による中毒のほか、硫酸銅を含む農薬（ボルドー液）が付着した洗浄不十分な農産物による中毒も知られている。

③ セレン（Se）は必須元素で、肝臓や赤血球に含まれるグルタチオンペルオキシダーゼにセレノメチオニン、セレノシステイン（アミノ酸のメチオニン、システインのSがSeに置き換わった化合物（**図 IV-2**））の形で取り込まれている。グルタチオンペルオキシダーゼは過酸化脂質を還元し、生体内での過酸化脂質の蓄積を防いでいる。

この効果はビタミンEと類似しており、ビタミンEの摂取量が十分であれば、セレンの欠乏症は現れないといわれている。セレンによる欠乏症としては中国の克山病（Keshan disease）が有名で、中国東北部から雲南省に至る帯状地域で心筋症が多発し、死者も出ている。

逆にセレンの過剰摂取による中毒例も中国で知られている。土壌中のセレン濃度が高く、生育している植物に高濃度に蓄積されたことが原因で、脱毛、爪の脱落などの症状がみられる。

セレンは水銀と結合して無毒の化合物を作るという興味深い事実も明らかにされている。マグロ類は一般に水銀濃度が高いが、同時にセレン濃度は水銀と同程度またはそれ以上であるので、水銀の毒性を緩和していると考えられている。

④ スズ（Sn）はメッキ材料であるが、缶詰（特に野菜や果物といった酸性食品の缶詰）ではメッキに用いられたスズが多量に溶出し、中毒を引き起こしたことがある。スズの毒性が最も問題になっているのは、フジツボなどに対する防汚効果があるため船底塗料や漁網防汚剤に使用されたトリブチルスズ化合物、トリフェニルスズ化合物（**図 IV-3**）による海洋汚染である。海水に溶出したこれらスズ化合物が貝類などに高濃度に蓄積し、ヒトへの健康被害が懸念されている。なお、有機スズ化合物は内分泌撹乱化学物質（Q76 参照、p.148）の1つでもあり、イボニシなど沿岸巻貝のメスのオス化

（インポセックスと呼ばれている）を引き起こすことが明らかにされている。

⑤ 鉛（Pb）は毒性を示し、ヒトでの中毒量は 1～5 mg/70 kg、致死量は 10,000 mg/70 kg とされている。古くは鉛の精錬や加工に従事している人で鉛中毒が多発していた。変わった例として、明治から大正にかけて役者が使用していた鉛含有白粉（おしろい）により母乳が汚染され、それを飲用した乳児が重篤な鉛中毒を発症したことがある。

中毒での典型的な症状は、ヘモグロビンの合成阻害による重度の貧血（鉛貧血という）である。ヘモグロビンの合成過程でのγ-アミノレブロン酸（ALA、$H_2NCH_2COCH_2CH_2COOH$）の脱水素を特異的に阻害し、その結果、血中に ALA が蓄積し、尿中への ALA の排泄増加がみられる。そのほか、神経系障害として上肢の伸筋麻痺や鉛脳症、消化器系障害として疝痛発作（鉛疝痛）があげられる。

図 IV-2　セレノメチオニン（左）およびセレノシステイン（右）の構造

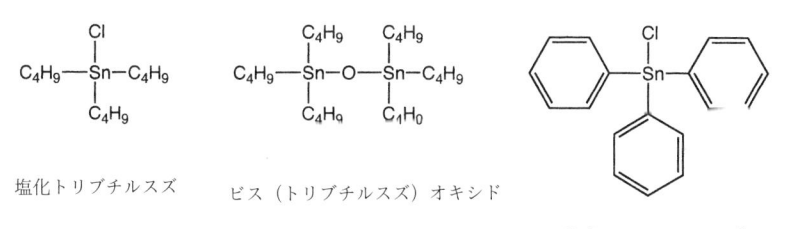

図 IV-3　代表的なトリブチルスズ化合物およびトリフェニルスズ化合物

> **Q44** 次の①〜⑤のうち、わが国では農薬として認められていないものを1つ選べ。
>
> ① 農作物の生理機能の増進および抑制に用いられている成長促進剤や発芽抑制剤
> ② 収穫後に倉庫などで害虫駆除に用いられる燻蒸剤
> ③ 収穫後の貯蔵・輸送の際に防かび剤として用いられるイマザリル、オルトフェニルフェノールなど
> ④ 昆虫や生物由来のフェロモン
> ⑤ 天敵昆虫や天敵微生物

正解 ③

解説 農薬には化学農薬のほかに生物農薬もあることを理解されたい。化学農薬としては殺虫剤、殺菌剤、除草剤などはすぐに連想できるが、その他に植物ホルモンである成長促進剤や発芽阻害剤、さらには田畑にまくだけではなく、収穫後に倉庫などで害虫駆除に用いられる燻蒸剤なども含まれる。収穫後に用いられる農薬は、ポストハーベスト農薬と呼ばれている。なお、収穫後の貯蔵・輸送の際に用いられている防かび剤は、わが国では食品添加物としてとして扱われ、ポストハーベスト農薬としては認められていない。

一方、生物農薬は、生物そのもの（天敵昆虫、天敵線虫、天敵微生物）を利用する農薬と、生物由来の成分（フェロモン；フェロモンとは、同種の生物間で作用する物質で、メスが出すオスの誘因物質などがある）を利用する農薬にわけることができる。生物農薬は、毒性が低い、環境への残留性がない、クリーンイメージがあり収穫された作物が高い値段で売れる、防除対象となる生物だけに効くといった利点がある。

しかし、散布するのが面倒である、効果の切れ味がなく安定しないことが多い、値段が高い、長期保存ができないなどの欠点もあり、農薬としては化学農薬の使用量が圧倒的に多いのが現状である。

> **Q45** 食品中に残留する農薬等のポジティブリスト制度に関して、問1〜3に答えよ。
>
> **問1** 農薬のほかに農薬等に含まれるものをあげよ。
> **問2** ポジティブリスト制度とネガティブリスト制度の違いを述べよ。
> **問3** 農薬等のポジティブリスト制度の概要を、それまで残留基準が設けられていた農薬等と残留基準がなかった農薬等にわけて説明せよ。

正解 **問1** 動物用医薬品と飼料添加物

問2（解答例）ポジティブリスト制度とは、原則として自由がない中でしてよいことだけを定めたものである。それに対してネガティブリスト制度とは、原則として自由な中でしてはいけないことだけを定めたものである。

問3（解答例）残留基準が設けられていた農薬等については、従来通り残留基準を超えて残留する食品の流通は禁止されている。残留基準がなかった農薬等は、1）国際基準や欧米等の基準に基づいて暫定基準を設定した農薬等、2）一律基準（0.01 ppm）を設定した農薬等、3）人の健康を損なうおそれがないことが明らかな農薬等の3つに区分し、3）については規制の対象外であるが、1）と2）については暫定基準または一律基準を超えて残留する食品の流通は禁止されている。

解説 食品添加物は指定制度がとられており、ポジティブリスト制度が実施されている。食品中に残留する農薬等に対しても、ポジティブリスト制度が平成18年（2006）5月29日に施行された。**図IV-4**に、ポジティブリスト制度導入前後の、食品中に残留する農薬等の規制状況をまとめたので参照されたい。

従来、農薬等はネガティブリスト制度であったので、残留基準が設定されていなかった農薬等は基本的に規制の対象外で自由に使用できたのである。

しかし、輸入食品（特に中国からの輸入食品）で、残留基準が設定されていなかった農薬等が高濃度に検出される事例がしばしばみられたので、このような農薬等に対しても規制の網をかけて消費者の不安を解消することを目的として、ポジティブリスト制度の導入に至ったのである。

ポジティブリスト制度に移行してからは、人の健康を損なうおそれのないことが明らかであると厚生労働大臣が指定する一部の農薬（食品添加物としても使用が認められているオレイン酸やレシチン、普通に食品に用いられている重曹、害虫に対する天敵など65物質）を除いて、すべて規制の対象となっている。

なお、ポジティブリスト制度というと農薬だけを連想しがちであるが、農薬のほかに動物用医薬品と飼料添加物についても適用されていることを覚えておきたい。

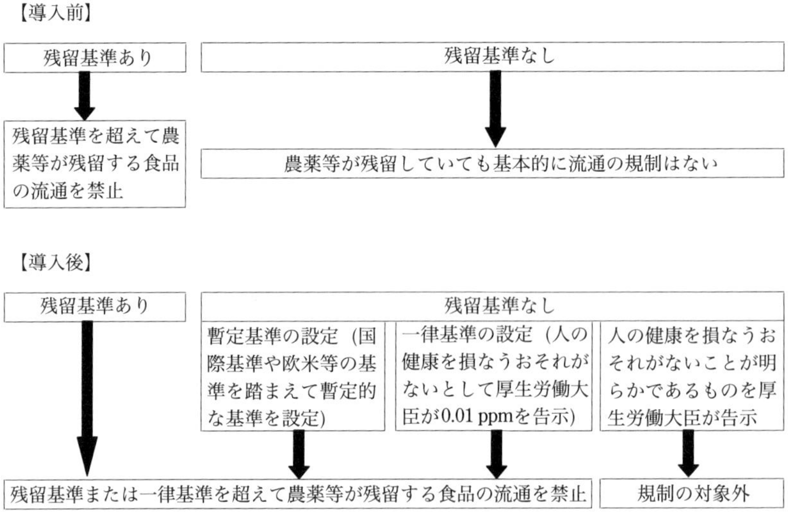

【導入前】

残留基準あり	残留基準なし
残留基準を超えて農薬等が残留する食品の流通を禁止	農薬等が残留していても基本的に流通の規制はない

【導入後】

残留基準あり	残留基準なし		
	暫定基準の設定（国際基準や欧米等の基準を踏まえて暫定的な基準を設定)	一律基準の設定（人の健康を損なうおそれがないとして厚生労働大臣が0.01 ppmを告示)	人の健康を損なうおそれがないことが明らかであるものを厚生労働大臣が告示
残留基準または一律基準を超えて農薬等が残留する食品の流通を禁止			規制の対象外

図 IV-4 ポジティブリスト制度導入前後の食品中に残留する農薬等の規制

IV 有害化学物質

Q46 農薬に関する次の説明のうち、正しいものを1つ選べ。

① 天敵生物（天敵昆虫、天敵線虫、天敵微生物）やフェロモンも農薬として扱われ、化学農薬に対して生物農薬と呼ばれている。
② 平成18年5月29日から施行されたポジティブリスト制度の対象は農薬だけで、動物用医薬品および飼料添加物は対象外である。
③ すべての農薬に対して残留基準値が設定されており、基準値を超えて農薬が残留する食品の流通は禁止されている。
④ 個々の農薬について食品別に残留基準値を定めるときは、$ADI \leq \Sigma F_n \cdot S_n$（$ADI$：1日摂取許容量、$F_n$：国民栄養調査に基づく当該食品の1日平均摂取量、$S_n$：残留農薬基準値）を満たすことが条件である。

正解 ①

解説 Q44、Q45を理解していればやさしい問題である。
① は正しい。
② ポジティブリスト制度の対象は農薬等で、農薬等とは農薬、動物用医薬品および飼料添加物を意味している。
③ すべての農薬に対して残留基準が設定されているわけではない。人の健康を損なうおそれのないことが明らかであると厚生労働大臣が指定する一部の農薬については残留基準値はなく、規制の対象外である。
④ $\Sigma F_n \cdot S_n$ は、ある農薬を食品から1日あたりに摂取する量になる。$ADI \leq \Sigma F_n \cdot S_n$ だと摂取量が ADI を超えてしまうので、当然、$ADI \geq \Sigma F_n \cdot S_n$ でなければならない。

> **Q47** 有機塩素系農薬に関する次の説明のうち、誤っているものを2つ選べ。

① 有機塩素系農薬はすべて殺虫剤である。
② 有機塩素系農薬は環境中で難分解性である。
③ 有機塩素系農薬はすべて脂溶性である。
④ 有機塩素系農薬のうち、DDTとBHCは使用が中止されている。
⑤ 塩素系農薬はすべて有機化合物で、無機塩素系農薬はない。

正解 ④と⑤

解説 ① は正しい。
② 有機塩素系農薬は環境中で難分解性であるので、殺虫剤としての効力は持続する。しかし、逆に環境中での残留性が高いことになり、ひいては人への健康影響が懸念される。有機塩素系化合物としてはPCBやダイオキシンもあげられるが、有機塩素系農薬と同様に、環境中での残留性が高く問題になっている。
③ 有機塩素系農薬は脂肪組織に蓄積しやすい。これは有機塩素系農薬が脂溶性であることによる。
④ DDTとBHC（**図 IV-5**）だけでなく、アルドリン、ディルドリン、クロルデンなどすべての有機塩素系農薬は、1970年代に使用が中止されている。
⑤ 無機塩素系農薬として塩素酸ナトリウムが除草剤として使用されている。

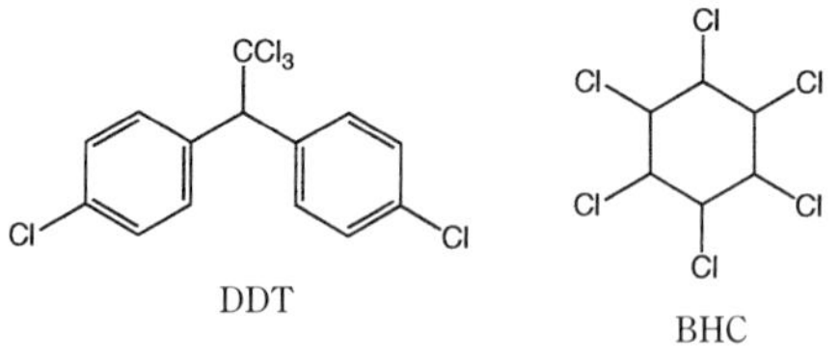

図 IV-5　DDTおよびBHCの構造

IV　有害化学物質

> **Q48**　次の殺虫剤①、②の作用機構を説明し、それぞれに該当する薬剤を下の語群から2つずつ選べ。
>
> ① 有機リン系殺虫剤
> ② ピレスロイド系殺虫剤
>
> 【語群】　DDT、アレスリン、レスメトリン、BHC、NAC、カルバリル、フェニトロチオン、DDVP
>
> （平成19年東京都特別区衛生監視（衛生）試験問題）

正解　① 作用機構（解答例）：神経伝達物質であるアセチルコリンを分解するコリンエステラーゼ作用を阻害するため、アセチルコリンが蓄積して神経過敏症状を引き起こす。
　該当する薬剤：フェニトロチオン、DDVP（＝ジクロルボス）
② 作用機構（解答例）：Na^+チャネルを持続的に開くことにより脱分極を生じさせ、異常興奮を引き起こす。
　該当する薬剤：アレスリン、レスメトリン

解説　現在使用されている殺虫剤には、神経系に作用して興奮の伝達を阻害するもの、ミトコンドリアの電子伝達系に作用して呼吸を阻害するもの、昆虫の脱皮や変態を阻害するものなどがある。このうち神経系に作用する殺虫剤の種類が最も多く、化学構造によって有機リン系、ピレスロイド系、カルバメート系などに分けられている。
　問題の語群中にあるDDTとBHC（図IV-5）は1970年代に使用が中止されている有機塩素系殺虫剤で、NAC（＝カルバリル）はカルバメート系殺虫剤である。DDTとBHC以外の殺虫剤の構造を**図IV-6**に示す。

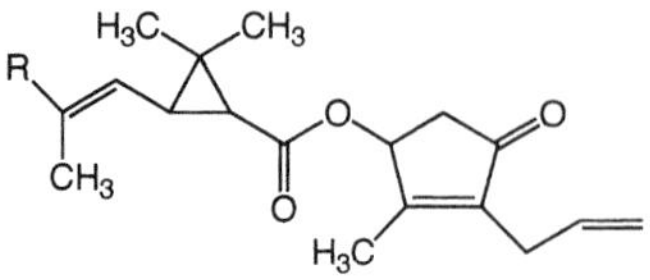

アレスリン Ⅰ：R=CH₃
　　　　　Ⅱ：R=OOCH₃

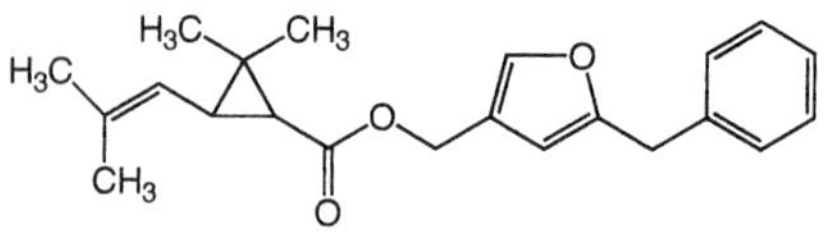

レスメトリン

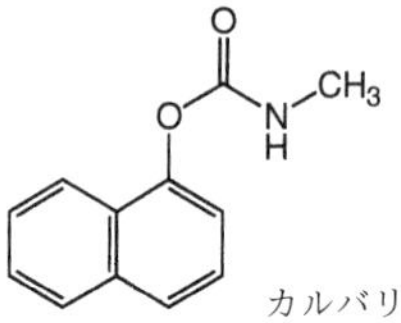

カルバリル

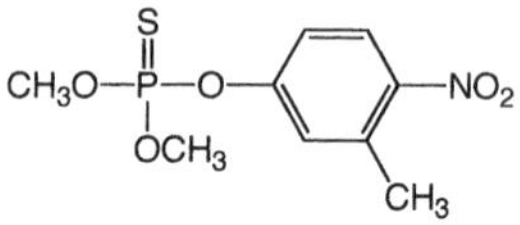

フェニトロチオン

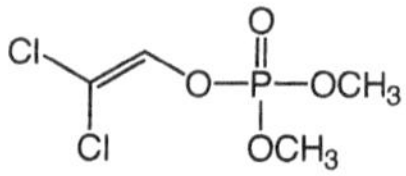

ジクロルボス

図 Ⅳ-6　主な殺虫剤の構造

● ミニ知識：農薬に利用されたイソメの毒

　環形動物多毛綱に属するイソメは、釣り餌として利用されている。

　「死んだイソメにハエがとまって死ぬ」という現象は古くから知られており、昭和34年（1959）に橋本芳郎教授は、殺ハエ効果を示す毒成分はネライストキシン（下図）であることを報告した。この報告をもとに、武田薬品はネライストキシンの類縁化合物（カルタップ；下図）を殺虫剤（商品名：パダン）として開発した。

　当時、有機塩素系農薬の健康影響が問題になっていたこともあり、パダンは非常に売れたという。イソメに毒があってもわれわれにはほとんど関係がないかもしれないが、地道な研究が重要であるという教訓になろう。

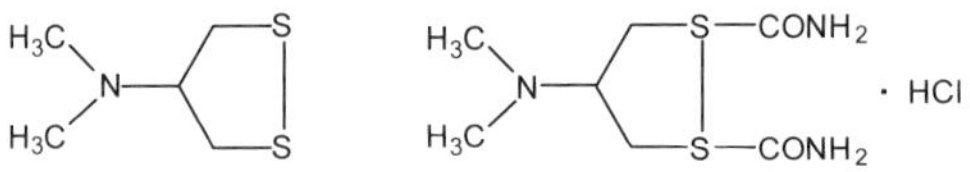

ネライストキシン（左）およびカルタップ（右）の構造

IV　有害化学物質

Q49 中国製冷凍ギョウザによる中毒事件で話題になったメタミドホスおよびジクロルボスに関する次の文章の①〜④に適切な言葉を入れよ。

メタミドホスおよびジクロルボスはいずれも有機（①）系農薬で、殺虫剤として用いられている。しかしわが国では、（②）は毒性が強いので農薬としての使用は禁止されている。他の有機（①）系農薬と同様に、両農薬は（③）エステラーゼの作用を阻害する。そのため、神経伝達物質である（④）の分解が阻害され、（④）による過剰刺激症状が現れる。

正解 ① リン、② メタミドホス、③ コリン、④ アセチルコリン

解説 平成19年（2007）12月から20年（2008）1月にかけて、千葉県千葉市と市川市の2家族7人、兵庫県高砂市の1家族3人の合計10人が、中国産冷凍ギョウザを食べて吐き気や下痢などの症状を呈し、8人が入院、うち1人は意識不明の重体に陥るという中毒事件が発生した。その後の全国調査の結果、中国産冷凍ギョウザによる同様の中毒事件が各地で発生していたことも判明した。

中毒原因物質は有機リン系農薬（殺虫剤）のメタミドホス（**図 IV-7**）で、一部ギョウザからはやはり有機リン系農薬（殺虫剤）のジクロルボス（図 IV-6）も検出されている。中毒を起こした千葉県市川市の家族（5人）が吐き出したギョウザの皮からは3,580 ppm、具からは3,160 ppm というきわめて高濃度のメタミドホスが検出されている。

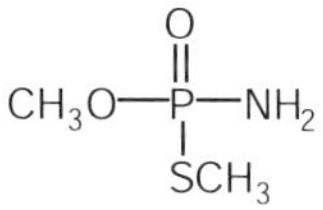

$$CH_3O-\overset{\overset{O}{\|}}{\underset{\underset{SCH_3}{|}}{P}}-NH_2$$

図 IV-7　メタミドホスの構造

メタミドホスの残留基準値は食品によって異なり、0.01〜2.0 ppm の範囲であるが、ギョウザによく使われるニラにおける残留基準値（0.3 ppm）と比べると、実に 1 万倍以上の濃度になる。

ジクロルボスは「ジクロル」とあるように 2 個の塩素を含んでいるが、有機リン系農薬であるので有機塩素系農薬と答えないようにしたい。両農薬とも、ほかの有機リン系農薬と同様にコリンエステラーゼ阻害作用により毒性を発揮する。わが国ではジクロルボスは農薬として使用されているが、メタミドホスは農薬として登録されていないので、その流通・使用が禁止されている。

中国では、かつてはメタミドホスは農薬として認められ広範に使用されてきたが、中毒事件がしばしば発生し、2007 年 1 月 1 日以降、使用が禁止されている。しかし、2007 年 12 月には雲南省で、2008 年 1 月には広東省でメタミドホスによる中毒事件が起こっており、残念ながら使用禁止は徹底されていないようである。

● ミニ知識：事故米とは？

事故米とは、有害化学物質の混入やかびなどによる汚染のため、食用不可となった米のことである。

平成 20 年（2008）9 月に、大阪市の米粉加工販売会社が、非食用の事故米を食用と偽って菓子メーカーや焼酎メーカーなどに転売したという不正事件が明るみになった。メタミドホスは中国産ギョウザ事件で一躍有名になったが、事故米のうち中国産のもち米からも、最高 0.06 ppm（もち米の残留基準値 0.01 ppm の 6 倍）のメタミドホスが検出されている。

また、事故米の一部からは、強力な発がん性を持つかび毒であるアフラトキシンも検出されている。なお、事故米＝輸入汚染米と考えがちであるが、国産米でも事故米と呼べるものがある。

米（玄米）の成分規格では「カドミウムは 1.0 ppm 未満であること」となっているが、現実には 1.0 ppm 未満であっても 0.4 ppm 以上の米は食糧庁が買い上げ、食用ではなく事故米として工業用に回している。カドミウム事故米が不正転売されたことはないという。

> **Q50** 動物用医薬品に関する次の説明のうち、正しいものには○、誤っているものには×をつけよ。
>
> ① ( ) ポジティブリスト制度は食品中に残留する農薬に対してのみ適用され、動物用医薬品は対象外である。
> ② ( ) 家畜の飼料に添加して用いられる抗菌剤は、使用目的によって動物用医薬品と飼料添加物にわけられる。
> ③ ( ) テトラサイクリン系抗生物質は、動物用医薬品としての使用が禁止されている。
> ④ ( ) マラカイトグリーンは、養殖水産動物に限って抗生物質としての使用が認められている。

正解 ① ×、② ○、③ ×、④ ×

解説 ① 何度も繰り返すようだが、農薬等に対するポジティブリスト制度は、農薬、動物用医薬品および飼料添加物を対象にしている。

② 動物用医薬品は、動物の病気の診断、治療または予防を目的とした医薬品で、注射などのほか、飼料に混ぜて投与することもある。飼料に混ぜて投与する動物用医薬品は「飼料添加剤」と呼ばれている。

一方、飼料添加物は、飼料の品質の低下防止、飼料の栄養成分その他の有効成分の補給、または飼料が含有している栄養成分の有効な利用の促進が目的で、すべて飼料に添加して用いられる。

飼料添加物のうち抗菌剤は、「抗菌性飼料添加物」と呼ばれている。「飼料添加剤」と「抗菌性飼料添加物」は名前が似ているので混同されやすいが、前者は治療を目的として高濃度を短期間(原則として7日まで)投与するのに対し、後者は生産性向上(予防)を目的として低濃度を長期間投与している。

③ テトラサイクリン系抗生物質(テトラサイクリン、オキシテトラサイクリン、クロルテトラサイクリン)(図IV-8)は、幅広い菌に対して効果を

持つ抗生物質で、動物用医薬品として認められている。安価であるので広く用いられている。

④ マラカイトグリーン（**図 IV–9**）は青緑色の抗生物質で、金魚などの観賞魚の水かび病治療に使用されている。しかし、生体内で還元されて残留性があるロイコマラカイトグリーン（図 IV–9）になるため、養殖水産動物を含めた食用動物の医薬品としての使用は禁止されている。中国では 2002 年にマラカイトグリーンの使用を禁止しているが、中国産養殖ウナギでの違反事例は最近でも多い。

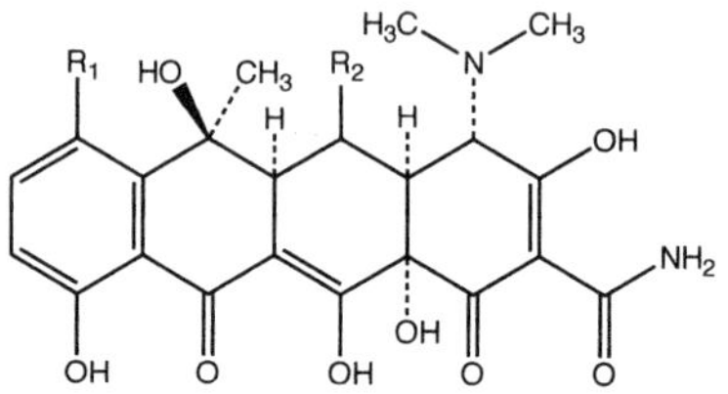

テトラサイクリン：R_1=H, R_2=H
オキシテトラサイクリン：R_1=H,R_2=OH
クロルテトラサイクリン：R_1=Cl, R_2=H

図 IV–8　テトラサイクリン系抗生物質の構造

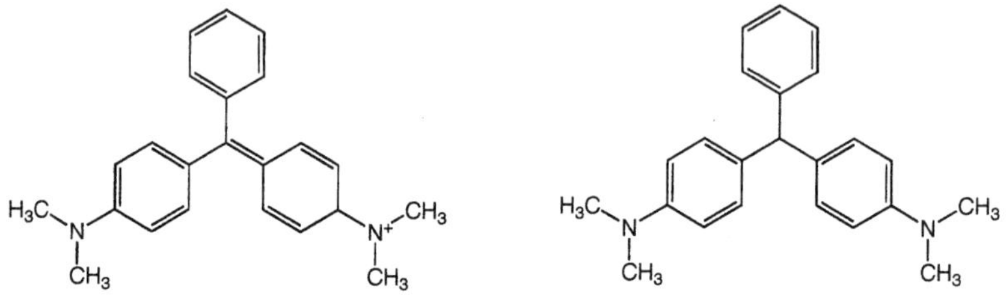

図 IV–9　マラカイトグリーン（左）およびロイコマラカイトグリーン（右）の構造

IV 有害化学物質

Q51 アフラトキシンに関する次の説明のうち、正しいものを1つ選べ。

① アフラトキシンは *Penicillium* 属のかびが産生する。
② アフラトキシンは"七面鳥X病（Turkey X Disease）"を契機として発見された。
③ これまでに知られているアフラトキシンは B_1 と B_2 の2種類である。
④ アフラトキシンは加熱でこわれやすいので、通常の加熱調理した食品は安全である。
⑤ アフラトキシンは急性毒性を示すが、発がん性はない。

正解 ②

解説 アフラトキシンは最も代表的なかび毒（マイコトキシン）であるので、十分に理解しておきたい。

① アフラトキシンを産生するかびは *Penicillium* 属ではなく *Aspergillus* 属（*A. flavus*、*A. parasiticus*、*A. niger* など）である。これらかびの生息はわが国では確認されていないので、アフラトキシンが問題になるのは輸入食品だけである。なお、醤油、清酒などの醸造では *Aspergillus* 属の *A. oryzae*（麹かび）が用いられているが、*A. oryzae* はアフラトキシンを産生しない。

② アフラトキシンの発見は、1960年にロンドン郊外で10万羽以上の七面鳥のヒナが突然斃死するという事件が契機である。当初、原因が不明であったので"七面鳥X病（Turkey X disease）"と呼ばれた。

その後の調査で、ブラジルから輸入された飼料用のピーナッツを汚染していた *A. flavus* の産生する毒が原因であることがわかり、毒成分はアフラトキシンと命名された。

③ これまでにアフラトキシンとしては B_1、B_2、G_1、G_2、M_1、M_2（図IV-10）など20種近くが知られている。単にアフラトキシンというときには、

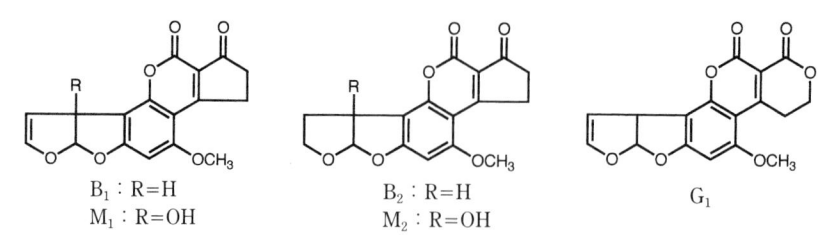

図 IV-10　代表的なアフラトキシンの構造

毒性が最も強い B_1 のことを指している。

④　アフラトキシンは耐熱性で、270〜280℃以上に加熱しないと分解されない。したがって、通常の加熱調理した食品ではアフラトキシンの毒性は失われない。

⑤　アフラトキシンはラット、ウサギ、ネコ、ブタ、ウシ、ウマなどの家畜、アヒル、ニワトリ、七面鳥などの鳥類、サケ、マスなどの魚類といった広範囲の動物に対して急性毒性を示す。

アフラトキシンで問題になるのは、急性毒性よりはむしろ強力な経口発がん作用で、肝がんを引き起こすことである。Wogan と Newbarn の有名な実験では、15 ppb というごくわずかな量のアフラトキシンを含む餌で飼育したラットのすべてに、肝がんの発生が認められている。

アフラトキシンは地上最強の天然発がん物質とされており、日常の食生活を通じて摂取される程度のわずかな量によってヒトの経口発がんが確認されているのは、アフラトキシンのみである。

● ミニ知識：アフラトキシンのB、G、Mとは？

各種アフラトキシンは、アフラトキシンの後に B、G または M をつけ、さらに数字を加えて区別されている。G と M は色と関係しており、アフラトキシンに紫外線を当てて青色（blue）に光るものに G、緑色（green）に光るものに G とつけている。M は色とは無関係である。アフラトキシン B_1 や B_2 が家畜に取り込まれると体内で代謝を受けるが、家畜の乳（milk）中に認められた代謝産物という意味で M をつけている。

Q52 次のかび毒（マイコトキシン）を産生するかび類の学名を下記の語群から選べ。

① オクラトキシンA、② パツリン、③ アフラトキシン、④ シトレオビリジン、⑤ T-2 トキシン

【語群】 *Aspergillus flavus*、*Aspergillus ochraceus*、*Fusarium graminearum*、*Penicillium citreoviride*、*Penicillium expansum*

正解 ① *Aspergillus ochraceus*、② *Penicillium expansum*、③ *Aspergillus flavus*、④ *Penicillium citreoviride*、⑤ *Fusarium graminearum*

解説 マイコトキシンを産生するかび類は似たような学名で紛らわしいので、混同しないようにしたい。

① オクラトキシンA（**図 IV-11**）は *Aspergillus ochraceus* のほか、*Penicillium viridicatum*、*P. verrucosum* なども産生する。*P. verrucosum* は低温でも増殖可能でオキラトキシンAを産生するので、カナダや北欧のような寒冷地でも問題になる。主に穀類や豆類を汚染する。

オクラトキシンAは腎臓障害（多尿、タンパク尿など）を起こすことが知られており、バルカン諸国（ギリシャ、ブルガリア、アルバニアなど）でしばしば発生している流行性腎臓病の原因とされている。

② パツリン（**図 IV-12**）は、*Aspergillus* 属の *A. clavatus* や *A. claviforme*、*Penicillium* 属の *P. expansum* や *P. patulum* などが産生する。動物実験では、消化管の充血、出血、潰瘍などが認められている。パツリン産生かびは主にリンゴを汚染するので、傷んだり腐敗したリンゴを加工原料に用いた製品（主にリンゴジュース）では、パツリンが混入する可能性がある。

わが国では平成15年（2003）11月に、リンゴジュースおよび清涼飲料水の原料用リンゴ果汁に含まれるパツリンに対して、50 ppb（μg/kg）という規制値が設けられている。

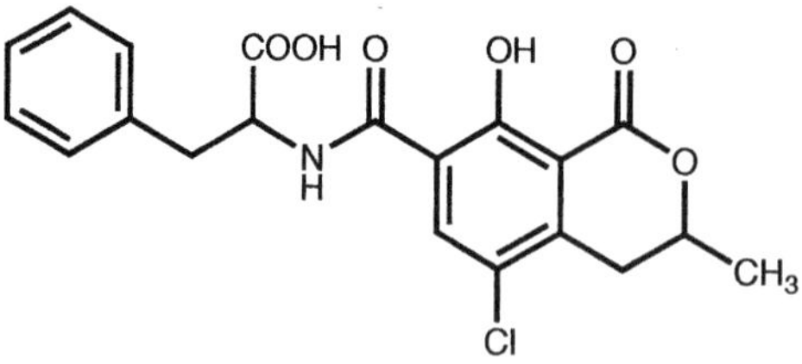

図 IV-11　オクラトキシンAの構造

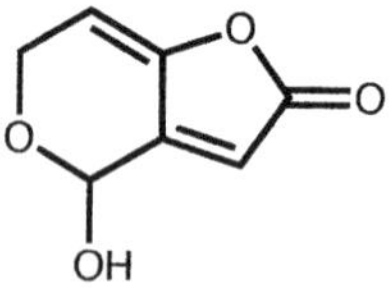

図 IV-12　パツリンの構造

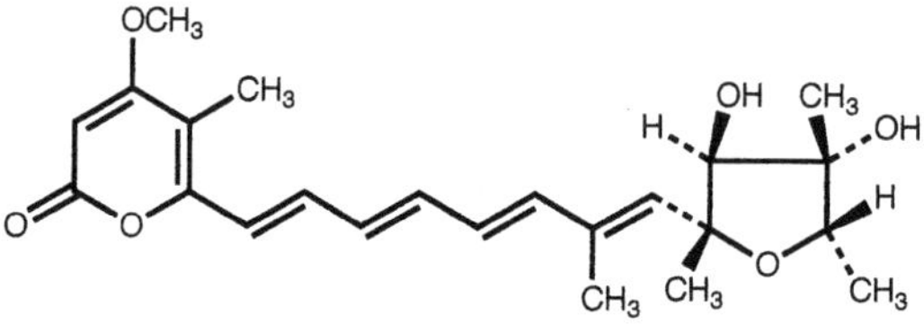

シトレオビリジン

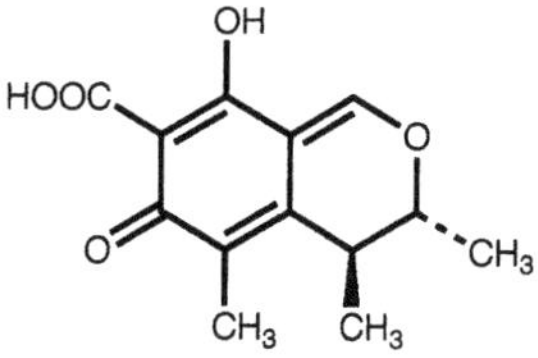

シトリニン

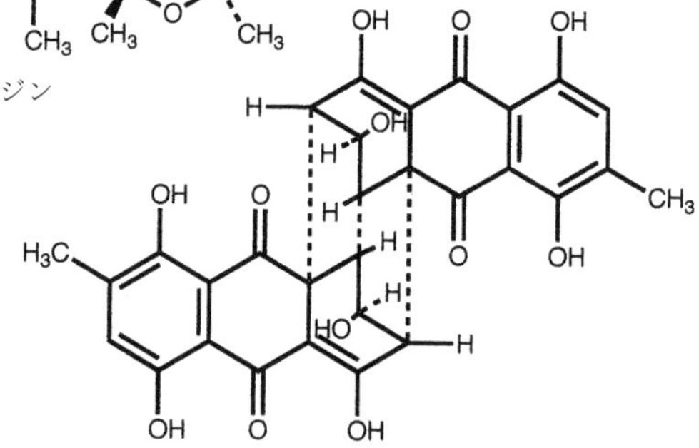

ルテオスカイリン

図 IV-13　黄変米に関与するかびの毒成分

③ アフラトキシンについてはQ51を参照されたい。

④ シトレオビリジン（**図 IV-13**）は、1938年に台湾産黄変米から分離された*Penicillium citreoviride*（*Penicillium toxicarium*）が産生する毒成分である。黄変米とはかびに汚染されて黄色に変色した米の総称である。

戦前戦後の食糧事情の悪いときには、東南アジアから輸入した米の中に黄変米がしばしばみられた。台湾産黄変米のほかにもタイ国黄変米、イスランジア黄変米が知られている。黄変米の原因になったかびの種類と毒成分を**表 IV-3**に整理しておく。

また、タイ国黄変米およびイスランジア黄変米から分離されたかびが産生

する毒成分の構造を図IV-13に示した。

⑤ *Fusarium* 属のかび（*Fusarium graminearum*、*F. nivale* など）は赤かびと呼ばれ、農作物、特に麦類の病原菌である。ヒトの中毒原因ともなり、摂食後1～2時間で悪心、嘔吐、下痢、腹痛、頭痛などの症状が現れる。

有名な中毒事件は1941～1947にロシアのオーレンバーグ地方で発生したATA症（alimentary toxic leukemia；食中毒性無白血球症）で、多くの死者を出している。わが国では戦後の食糧事情の悪い時代（1940年代後半から1950年代）に、汚染小麦を原料としたうどん、パン、すいとんなどによる食中毒が多発した。昭和33年（1958）以降の中毒事例はない。

赤かび毒は非常に多様で、T-2トキシン、フザレノンX、ニバレノール、デオキシニバレノール、ゼアラレノンなどが知られている（**図IV-14**）。最近、一部小麦が比較的高濃度にデオキシニバレノールに汚染されていることがわかり、平成14年（2002）5月に、小麦におけるデオキシニバレノールの暫定的規制値として1.1 ppmが設定されている。

表IV-3 黄変米の種類と原因かび種・かび毒

黄変米	かびの種類	毒成分	症状
タイ国黄変米（シトリナム黄変米）	*Penicillium citrinum*	シトリニン	腎臓障害
イスランジア黄変米	*Penicillium islandicum*	ルテオスカイリン	肝臓障害
台湾産黄変米（トキシカリウム黄変米）	*Penicillium citreoviride* (*toxicarium*)	シトレオビリジン	神経・心筋障害

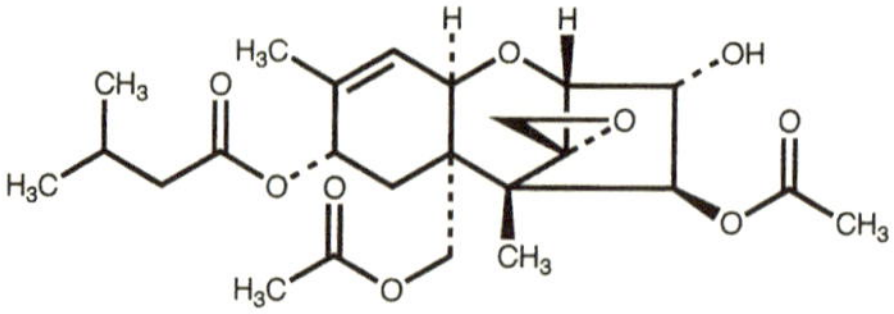

図 IV-14　赤かび毒の構造

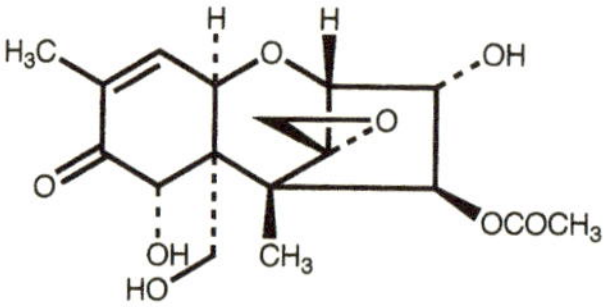

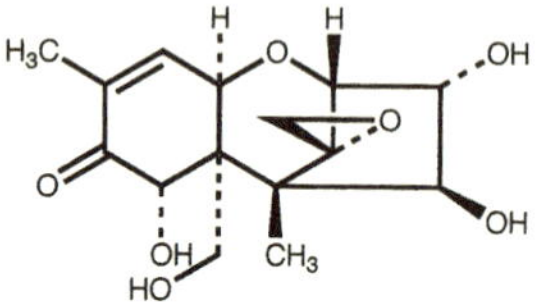

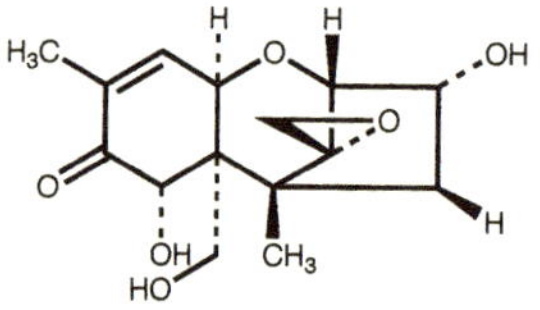

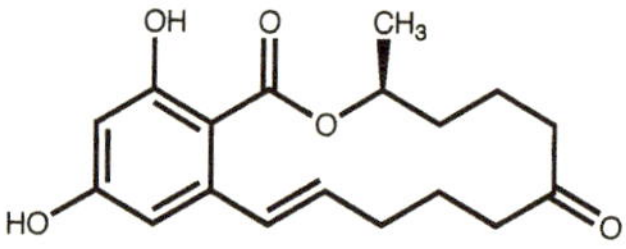

IV 有害化学物質

> **Q53** マイコトキシン（かび毒）の組み合わせとして正しいものはどれか。
>
> ① ムスカリン、パツリン
> ② ソラニン、アフラトキシン
> ③ ムスカリン、テトロドトキシン
> ④ アフラトキシン、パツリン
> ⑤ オクラトキシン、ムスカリン
>
> （平成 18 年厚生労働省検疫所食品衛生監視員採用試験問題）

正解 ④

解説 Q52 を理解しておけば、問題の 6 種類の毒成分のうちパツリン（主としてリンゴジュースを汚染する *Penicillium expansum* などのかび類が産生する毒　図 IV-12）、アフラトキシン（主としてナッツ類を汚染する *Aspergillus flavus* などのかび類が産生する代表的なマイコトキシン　図 IV-10）、およびオクラトキシン（主として穀類や豆類を汚染する *Aspergillus ochraceus* などのかび類が産生する毒　図 IV-11）がマイコトキシンであることは容易にわかるであろう。

　マイコトキシン以外の 3 種類の化学物質は、いずれも食中毒に関わっている自然毒である。ムスカリン（図 III-19）はクサウラベニタケやアセタケ属キノコ（キヌハダトマヤタケ、シロトマヤタケなど）が持つ 4 級アンモニウム塩基、ソラニン（図 III-33）はバレイショの緑色の部分や新芽に高濃度に含まれている配糖体アルカロイドである。テトロドトキシン（図 III-2）は言うまでもなくフグ毒の本体で、強力な神経毒である。

Q54 次のかび毒①〜④のうち、産生するかびの属名を語群I、症状を語群IIからそれぞれ1つずつ選べ。

① シトリニン
② アフラトキシン
③ エルゴタミン
④ ニバレノール

【語群I】
　ア　*Aspergillus* 属　　イ　*Fusarium* 属　　ウ　*Penicillium* 属
　エ　*Claviceps* 属

【語群II】
　A　腎障害　　B　血管・子宮収縮　　C　骨髄障害　　D　肝がん

(平成19年東京都特別区衛生監視（衛生）試験問題)

正解　① ウ、A、② ア、D、③ エ、B、④ イ、C

解説　かび毒については、毒成分の名称、産生するかびの種類および中毒症状をセットで覚えておきたい。

① シトリニン（図IV-13）は *Penicillium citrinum* が産生する黄色の毒成分で、シトリナム黄変米から見つかった（表IV-3）。

② アフラトキシンについてはQ51-p.105-を参照されたい。

③ エルゴタミン（**図IV-15**）は小麦、ライ麦などに寄生する麦角菌（*Claviceps purpurea* など）が産生するアルカロイドである。麦角菌は穀物の穂に寄生し、黒い角状の菌核を作るので麦角菌と呼ばれている。麦角菌はエルゴタミンのほかに、エルゴメトリン（図IV-15）などのアルカロイドも産生する。ヨーロッパでは、麦角アルカロイドによる中毒が古くから知られている。なお、エルゴタミンおよびエルゴメトリンは子宮収縮作用、血管平滑筋収縮作用を示し、前者は片頭痛薬として、後者は子宮収縮薬として利用さ

IV 有害化学物質

れている。

④ ニバレノール（図 IV-14）は赤かび（*Fusarium* 属の *F. graminearum*、*F. nivale* など）が産生する毒成分の1つである（Q52 参照、p.107）。

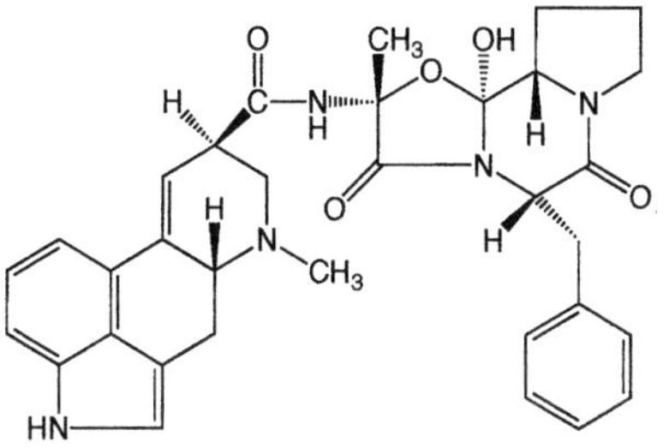

エルゴタミン 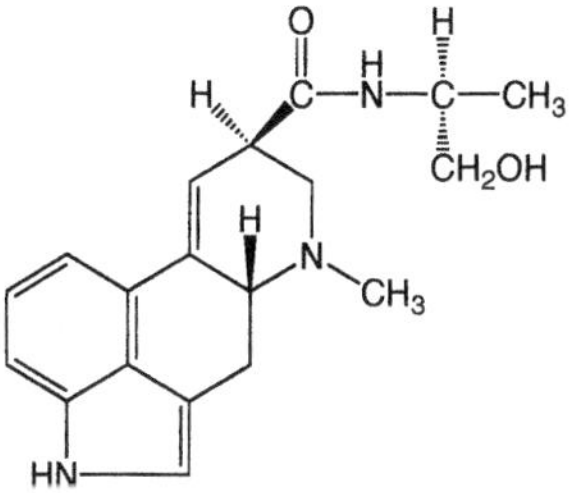 エルゴメトリン

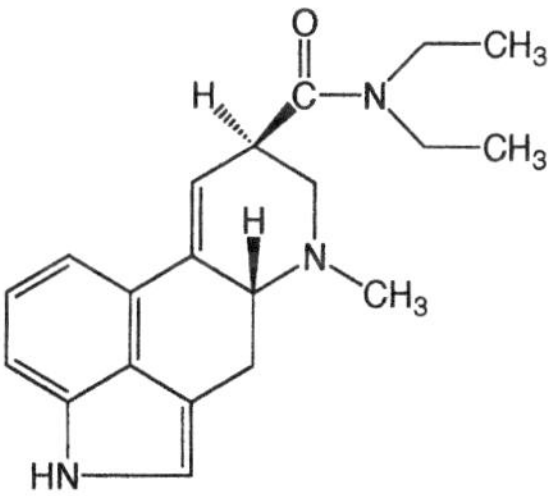

LSD

図 IV-15 麦角アルカロイド（エルゴタミン、エルゴメトリン）および LSD の構造

● ミニ知識：麦角アルカロイドをモデルとした幻覚剤

1938 年にスイス人化学者 Hofmann は、麦角アルカロイドをモデルとしてリゼルギン酸ジエチルアミド（lysergic acid diethylamide）を合成した。これが幻覚剤 LSD（リゼルギン酸ジエチルアミドのドイツ語名"Lyserg Säure Diethylamid"に由来）の誕生である。LSD の幻覚効果は、Hofmann 自身が服用して確認している。1960 年代にアメリカのヒッピーの間で、LSD は大流行した。日本では 1970 年に麻薬に指定され、使用が禁止されている。

> **Q55** 次の4つの文章は食品添加物を指定する際の基本的考え方を述べたものである。①〜④に適切な言葉を補え。
>
> (1) 食品添加物は（①）が実証されているか、または確認されているものでなければならない。
> (2) 食品添加物はその使用が何らかの意味で（②）に利点を与えるものでなければならない。
> (3) 食品添加物はその目的に関し、十分な（③）が期待されるものでなければならない。また、新たに指定される食品添加物はすでに許可されている同種の添加物と比較して、同等以上の（③）があるか、あるいは別の（③）を併有するものであることが望ましい。
> (4) 食品添加物は食品に添加された場合、（④）により原則としてその添加を確認し得るものでなければならない。

正解 ① 安全性、② 消費者、③ 効果、④ 化学分析

解説 食品添加物の安全性に関しては古くから国際的に関心が払われている。1954年にはFAO（国連食糧農業機構）とWHO（世界保健機構）の合同食品添加物専門委員会（JECFA）が設けられ、食品添加物に関する検討結果を1957年、1958年に各国に勧告している。これらの勧告に基づき、わが国でも昭和40年（1965）に食品添加物の指定に関する基準を定めているが、上記の文章はその基本的考え方を述べたものである。

(1)は大原則であり、(4)も食品監視の責任を負う行政の立場から当然のことである。(2)の「食品添加物の使用は消費者に利点を与えるもの」という考え方は、その当時としては消費者保護の立場を打ち出した画期的なものであった。(3)は食品添加物を新たに指定する際の歯止めであるが、「望ましい」という表現はややあいまいである。

この項からしばらく食品添加物の出題が続くので、食品添加物の概要を述

べておく。

　食品添加物は、**表 IV-4** に示すように指定添加物、既存添加物、天然香料および一般飲食物添加物の4つに分けられる。わが国では食品添加物に対しては指定制度がとられており、指定添加物とは厚生労働大臣が定めたものに相当する。

　従来、化学的合成品である添加物のみが指定制度の対象で、天然添加物は有害でない限り自由に使用することができたが、平成7年（1995）5月の食品衛生法の改正により、天然添加物に対しても指定制度が導入された。ただし、改正された食品衛生法では「この法律の公布の時点で現に流通し、使用されている添加物については指定制度を適用しない」とあり、これまで用いられてきた天然添加物の多くは既存添加物として整理された。

　なお、天然香料（動植物から得られたものまたはその混合物で、食品の着香の目的で使用される添加物）および一般飲食物添加物（一般に食品として飲食に供されているものであって添加物として使用されるもの）は指定制度の対象外となっている。

表 IV-4　食品添加物の分類

種類	品目例
指定添加物	着色料の各種タール色素、発色剤の亜硝酸ナトリウム、甘味料のサッカリン、酸味料のクエン酸、調味料のL-グルタミン酸ナトリウム、保存料のソルビン酸、殺菌料の過酸化水素、酸化防止剤のL-アスコルビン酸など
既存添加物	甘味料のD-キシロース、苦味料のカフェイン、酵素のα-アミラーゼ、プロテアーゼ、酸化防止剤のカテキン、増粘安定剤のアルギン酸、カラギナン、着色料のエビ色素、コチニール色素、乳化剤の卵黄レシチン、保存料のしらこたん白抽出物など
天然香料	ショウガ、シナモン、タイム、ローレル、サフラン、コショウ、トウガラシ、ナツメグなど
一般飲食物添加物	酵素の乳酸菌濃縮物、着色料の各種果汁色素、イカスミ色素、製造用剤のゼラチン、卵白、増粘安定剤の海藻セルロース、褐藻抽出物など

Q56 添加物の表示方法を示した次の表について問1および問2に答えよ。

表示方法	食品添加物の種類
①	甘味料、着色料、保存料、酸化防止剤、増粘剤、漂白剤、発色剤、防かび剤
②	イーストフード、ガムベース、かんすい、苦味料、酵素、光沢剤、香料、酸味料、調味料、豆腐用凝固剤、軟化剤、乳化剤、pH調整剤、膨張剤
③	加工助剤、キャリーオーバー、栄養強化剤

問1 表示方法の①〜③は、「表示免除」、「用途名併記による表示」、「一括名による表示」のいずれに該当するか答えよ。

問2 表中の加工助剤、キャリーオーバーとは何かを説明せよ。

正解 **問1** ① 用途名併記による表示、② 一括名による表示、③ 表示免除

問2 （解答例）加工助剤とは、食品の製造工程で使用されるが、除去、分解、中和、失活などにより最終食品中には残存しないものをいう。キャリーオーバーとは、食品の原材料の製造または加工の過程において使用され、かつ当該食品の製造または加工の過程において使用されない食品添加物であって、その持ち越される食品添加物の最終食品中での量が原材料中より少なく、しかも最終食品でその効果のないものをいう。

解説 食品添加物は物質名（簡略名や類別も可。例えば、チアミン塩酸塩はビタミンB_1、食用赤色3号は赤3、クチナシ黄色素はカロテノイド色素など）で表示するのが原則であるが、表に示すように、用途名を併記して表示しなければならないもの、一括名で表示していいもの、表示が免除されているものがある。

用途名を併記して表示しなければならない8種類の添加物は、いずれも安全性に対して消費者の関心が高いもので、用途名を併記することによって

消費者にわかりやすくしている。一括名で表示していい14種類は、複数の配合により機能を果たす添加物（例えば香料）や食品中にも常在する有機酸やアミノ酸で、健康影響がまず問題にならないものばかりである。表示が免除されている添加物のうち、栄養強化剤は食品に不足している栄養分を補うための添加物で、ビタミン類やミネラル類、アミノ酸などがある。

加工助剤とキャリーオーバーは解答例で示した文章を読んでも理解が難しいかもしれないので、例をあげて説明を加えておく。

まず加工助剤であるが、油脂製造の際に使われる有機溶媒（ヘキサンやアセトン）、エキス製造の際に使われる塩酸や苛性ソーダがわかりやすい例であろう。油脂製造では抽出に用いる有機溶媒は除去され、油脂中には残らない。エキス製造では、タンパク質の分解に塩酸が用いられ、さらに塩酸は苛性ソーダで中和されるので、塩酸も苛性ソーダも最終製品には残らない。有機溶媒や塩酸、苛性ソーダが添加物として表示されているほうが、消費者に与える不安が大きいであろう。

一方、キャリーオーバーを考える例として、醤油を原材料の1つとする味付けせんべいをあげておく。醤油には通常保存料が使われているが、味付けせんべいの製造過程（**図 IV-16**）では一般には使われない。したがって、醤油中の保存料は最終食品である味付けせんべい中では量はごくわずかで、味付けせんべいに対する保存効果もないので、キャリーオーバーということになる。

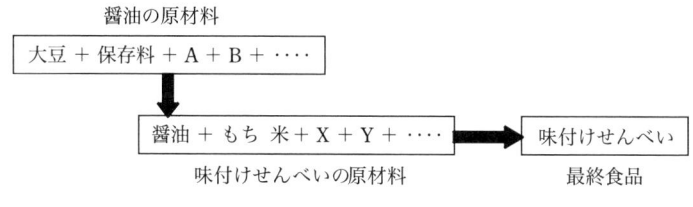

図 IV-16 味付けせんべいの製造模式図

> **Q57** 食品添加物の表示に関する記述である。正しいのはどれか。
>
> ① 天然色素は表示しなくてもよい。
> ② 複数の甘味料は一括して「甘味料」として表示できる。
> ③ 加工助剤として使用した添加物は表示が免除される。
> ④ ビタミンCを酸化防止の目的で使用した場合は、表示しなくてもよい。
> ⑤ プロピレングリコールは、「品質保持剤」という用途名を併記しなければならない。
>
> (平成15年管理栄養士国家試験問題)

正解 ③

解説 Q56をよく理解しておけば正解することは難しくない。

① 天然色素に限らず、天然添加物も表示しなければならない。

② 甘味料は一括名で表示することは認められていない。例えば「甘味料(サッカリンNa)」のように、物質名だけでなく用途名も併記して表示することになっている。

③ は正しい。添加物のうち表示が免除されているのは、加工助剤のほかにはキャリーオーバーと栄養強化剤である。

④ ビタミンCは栄養強化剤、品質改良剤、酸化防止剤、膨張剤として用いられている。栄養強化剤の場合は表示が免除され、膨張剤の場合は一括名表示が認められているが、品質改良剤あるいは酸化防止剤の場合は必ず表示しなければならない。酸化防止剤の場合には用途名も併記する必要がある。

⑤ 品質保持剤の場合、用途名を併記する必要はない。

Q58 次のタール色素のうち、着色料として使用が認められているものをすべて選べ。

赤色1号、赤色2号、黄色1号、黄色2号、緑色1号、緑色2号、青色1号、青色2号

正解 赤色2号、青色1号、青色2号

解説 タール色素は、コールタールから得られるベンゼン、トルエン、ナフタリンなどの芳香族化合物を原料として製造されてきたためその名称がある。現在では、これら芳香族化合物は主に石油精製の際に得られるナフサを原料として製造されており、コールタールを原料とすることはほとんどなくなっている。タール色素は少量で着色効果があり、かつ安価であるので非常に多くの食品に用いられている。食品だけでなく医薬品や口紅などの化粧品にも使用されている。昭和23年（1948）には24種のタール色素が添加物として指定されたが、その後、安全性に問題があるとか安全性データが不十分であるという理由で13種が指定取り消しになっている。現在、添加物として使用が許可されているタール色素は、昭和23年に指定された11種と平成3年（1991）に追加指定された赤色40号とをあわせた12種で、欠番が多い（**表IV-5**）。

表IV-5 タール色素の種類

色調	タール色素
赤	赤色1号、**赤色2号**、**赤色3号**、赤色4号、赤色5号、**赤色40号**、赤色101号、**赤色102号**、赤色103号、**赤色104号**、**赤色105号**、**赤色106号**
橙	橙色1号、橙色2号
黄	黄色1号、黄色2号、黄色3号、**黄色4号**、**黄色5号**
緑	緑色1号、緑色2号、**緑色3号**
青	**青色1号**、**青色2号**
紫	紫色1号

添加物として昭和23年（1948）に指定された24種と、平成3年（1991）に追加指定された赤色40号を示す。現在でも添加物としての使用が認められているものは太字で示す。

Q59 食肉製品などの肉色保持に用いられている発色剤（亜硝酸ナトリウム、硝酸カリウム、硝酸ナトリウム）について、次の問1および問2に答えよ。

問1 発色効果を示す機構を述べよ。
問2 発色剤の使用と発がん性との関連を説明せよ。

正解 （解答例）**問1** 生肉を放置あるいは加熱すると、肉中のミオグロビン（Mb）がメトミオグロビン（metMb）に酸化され、肉食が赤色から褐色に変化する。しかし、発色剤を加えると肉中の還元物質などにより酸化窒素（NO）となり、Mbと反応して桃色のニトロソミオグロビン（MbNO）を生じる。加熱すると、MbNOはタンパク質部分のグロビンが熱変性を起こしてニトロソミオクロモーゲンになるが、これも桃色を保持している。

問2 発色剤から生成する亜硝酸は二級アミン類やアミド類と反応して発がん性を示すN-ニトロソ化合物を生成する。そのため、発色剤の使用は発がん性との関連で懸念されている。

解説 発色剤は肉色保持に効果的であるが、発がん物質を生成する可能性がある。そのため、発色剤については**表IV-6**に示すように、対象食品と使用基準が設けられている。N-ニトロソ化合物についてはQ69（p.135）を参照されたい。

表IV-6 発色剤の使用対象食品と使用量

発色剤	対象食品	使用量*
亜硝酸ナトリウム	食肉製品、鯨肉ベーコン	0.07 g/kg以下
	魚肉ソーセージ、魚肉ハム	0.05 g/kg以下
	いくら、すじこ、たらこ	0.005 g/kg以下
硝酸カリウム 硝酸ナトリウム	食肉製品、鯨肉ベーコン	0.07 g/kg以下

＊亜硝酸根としての残存量

Q60 次のA～Eの食品添加物とその主要用途との組み合わせのうち、正しいものはどれか。

食品添加物	主要用途
A　安息香酸ナトリウム	……　保存料
B　ソルビン酸	……　殺菌料
C　アセスルファムカリウム	……　甘味料
D　亜硝酸ナトリウム	……　酸化防止剤
E　チアベンダゾール	……　漂白剤

①AとD、②AとC、③BとC、④CとE、⑤AとCとE

(平成18年厚生労働省検疫所食品衛生監視員採用試験)

正解 ②

解説 添加物は種類が多く用途も多様であるが、特に用途名を併記することが義務づけられている8種類の添加物（甘味料、着色料、保存料、酸化防止剤、増粘剤、漂白剤、発色剤、防かび剤）については、名称と用途をセットで覚えておく必要がある。用途名を併記しなければならない添加物はその安全性に対して消費者の関心が高く、使用基準（使用できる食品の種類、使用量、使用目的、使用方法）が設けられているものが多い。本問の5種類の添加物はすべて使用基準が定められている。

安息香酸ナトリウム（安息香酸も）は保存料、アセスルファムカリウムは甘味料というのは正しい。誤っている3種類についてであるが、ソルビン酸（同カリウムも）は保存料、亜硝酸ナトリウムは発色剤、チアベンダゾール（TBZと略記される）は防かび剤である。

Q61 次の食品添加物を、甘味料、保存料、酸化防止剤にわけよ。

アスパルテーム、安息香酸ナトリウム、エリソルビン酸、キシリトール、サッカリン、ジブチルヒドロキシトルエン、ソルビン酸、ブチルヒドロキシアニソール、プロピオン酸

正解 甘味料：アスパルテーム、キシリトール、サッカリン
保存料：安息香酸ナトリウム、ソルビン酸、プロピオン酸
酸化防止剤：エリソルビン酸、ジブチルヒドロキシトルエン、ブチルヒドロキシアニソール

解説 前問に引き続き、添加物の種類と用途に関する問題である。甘味料、保存料、酸化防止剤はいずれも使用頻度が高く、使用基準が設けられているものも多い。**表 IV-7** に甘味料、保存料、酸化防止剤について、使用基準があるものとないものにわけて示したので参考にされたい。なお、エリソルビン酸とソルビン酸のように名前が似ていて紛らわしいものもあるが、エリソルビン酸（**図 IV-17**）は L-アスコルビン酸（ビタミン C）（図 IV-17）の立体異性体で酸化防止剤、ソルビン酸は直鎖の有機酸（$CH_3CH=CH-CH=CHCOOH$）で、保存料であることを正確に覚えておきたい。

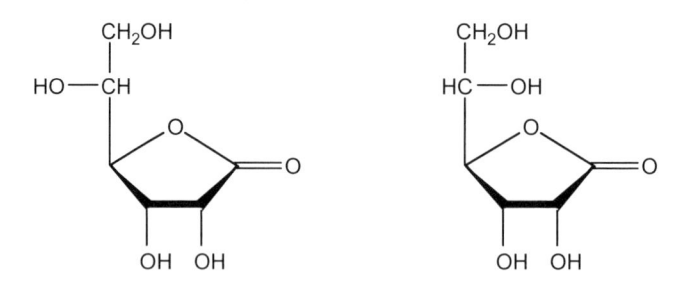

図 IV-17　エリソルビン酸（左）およびL-アスコルビン酸（右）の構造

IV 有害化学物質

表 IV-7 甘味料、保存料および酸化防止剤の種類

用途	種類	
	使用基準のあるもの	使用基準のないもの
甘味料	アセスルファムカリウム、サッカリン（同ナトリウム）、グリチル酸二ナトリウム、スクラロース	アスパルテーム、D-ソルビトール、キシリトール
保存料	安息香酸（同ナトリウム）、ソルビン酸（同カリウム）、デヒドロ酢酸ナトリウム、パラオキシ安息香酸エステル類（イソブチル、イソプロピル、エチル、ブチル、プロピル）、プロピオン酸（同カルシウム、同ナトリウム）	
酸化防止剤	エチレンジアミン四酢酸カルシウム二ナトリウム（EDTA-CaNa$_2$）、エチレンジアミン四酢酸二ナトリウム（EDTA-Na$_2$）、エリソルビン酸（同ナトリウム）、グアヤク脂、クエン酸イソプロピル、ジブチルヒドロキシトルエン（BHT）、dl-α-トコフェロール、ブチルヒドロキシアニソール（BHA）、没食子酸プロピル	L-アスコルビン酸（同ナトリウム）、L-アスコルビン酸ステアリン酸エステル、L-アスコルビン酸パルミチン酸エステル

● ミニ知識：酸型保存料とは？

　保存料は微生物に対して静菌作用（微生物の発育を阻止する作用）を示すので、食品の日持ちを向上させることができる。保存料のうち、パラオキシ安息香酸エステル類以外はすべて中性水溶液中では解離して負に荷電しているので（例として安息香酸の解離を下図に示す）、酸型保存料と呼ばれている。

　微生物の細胞膜は負に荷電しているので、解離して負に荷電した酸型保存料は電気的に反発されて微生物に作用しにくい。しかし、酸性溶液中では平衡は左に傾き、非解離の分子が多くなる。非解離の分子は微生物の細胞膜の負の荷電に反発されないので、細胞内に侵入して静菌作用を発揮する。したがって、酸型保存料を使用する時は、効果を高めるために適当な酸を加えて pH を下げることが行われている。

$$C_6H_5COOH \rightleftarrows C_6H_5COO^- + H^+$$

Q62 違反添加物に関する次の説明のうち、正しいものを1つ選べ。

① ズルチンは酸化防止剤として用いられていたが、発がん性が指摘され使用禁止になった。
② サイクラミン酸塩（通称チクロ）は砂糖の30～40倍の甘さを有し、甘味料として多くの食品に用いられたが、サッカリンで代用できるので添加物の指定が取り消された。
③ ソルビン酸カリウムは保存料として用いられていたが、ソルビン酸またはソルビン酸ナトリウムで代用でき、需要がなくなったので指定が取り消された。
④ サリチル酸は清酒の「火落ち」という変敗現象を防止するために保存料として用いられていたが、発がん性を示すので使用が禁止された。
⑤ 2-(2-フリル)-3-(5-ニトロ-2-フリル)アクリル酸アミド（商品名 AF-2）は、魚肉ソーセージ・ハム、食肉ハム・ソーセージ、豆腐などに殺菌料として用いられていたが、発がん性が指摘され添加物の指定が取り消された。

正解 ⑤

解説 食品添加物の中には、以前は使用が認められていたが安全性に問題があるなどの理由で、指定が取り消されたものが数多くある。Q58-p.119-で取り上げた着色料はその代表である。本問では、着色料以外で指定取り消しとなった主な添加物を取り上げた。

① ズルチンは酸化防止剤ではなく甘味料として用いられていた。砂糖の250倍の甘さを有し、とくに第2次大戦後の砂糖不足の時代に甘味料として広く使用された。しかし、昭和22年（1947）に幼児がズルチン5gをなめて死亡、昭和38年（1963）に大量になめた男児2人が死亡、昭和41年（1966）にはズルチンを大量に加えたぼたもちを食べて6人が中毒となり、

1人が死亡、といったように中毒事件が多く発生した。さらに、ラットに肝臓がんなどを起こすおそれがあることもわかり、昭和45年（1970）に使用禁止になった。

② サイクラミン酸（サイクラミン酸ナトリウムおよびサイクラミン酸カルシウム）は昭和31年（1956）に食品添加物として指定され、甘味料として広く用いられた。しかし、妊娠初期のマウスへの投与実験で、LD_{50}よりはるかに少ない量で胎児の死亡や発育阻害を招くことが示された。また、代謝産物の遺伝毒性も判明し、昭和44年（1969）に食品添加物から削除された。

③ ソルビン酸（$CH_3CH=CH-CH=CHCOOH$）およびソルビン酸カリウム（$CH_3CH=CH-CH=CHCOOK$）は現在も食品添加物として広く使用されており、添加物から削除されたのはソルビン酸ナトリウム（$CH_3CH=CH-CH=CHCOONa$）である。カリウムとナトリウムの違いだけで紛らわしいが、混同しないようにしたい。ソルビン酸ナトリウムは、ソルビン酸ならびにソルビン酸カリウムとともに、好気性菌、かび、酵母に対して増殖阻害作用を示すので、保存料として利用されていた。しかし、吸湿性で潮解して褐色に着色するので規格上問題があること、またソルビン酸およびソルビン酸カリウムの使用で目的が果たせるので需要がなくなったこと、という理由で添加物から削除された。

④ サリチル酸は火落菌（日本酒特有の変敗菌）の増殖阻害にとくに効果的で、明治時代から酒造業者により保存料として清酒に用いられていた。防腐作用は強いが、毒性（マウスに対する経口LD_{50}は1.11 g/kg）も他の保存料より強い。醸造技術の向上により使用が不要になったので、昭和50年（1975）に添加物としての指定が取り消された。なお、サリチル酸の関連物質であるサリチル酸メチルは、香料として使用が認められているので間違えないようにしたい。

⑤ AF-2は昭和40年（1965）に殺菌料として許可された。AF-2の抗菌作用はかび、酵母、乳酸菌に対しては弱いが、胞子形成菌（*Bacillus*、*Clostridium*など）や腸炎ビブリオには強く、各種食品に使用されてきた。しかし、各種毒性試験の結果、発がん性が認められ、昭和49年（1974）に使用が禁止された。

Q63 食品添加物に関する記述である。正しいのはどれか。

① 栄養強化を目的とする食品添加物はない。
② dl-α-トコフェロールは食品添加物として使われることはない。
③ 最終食品に残留しなければ食品添加物とはみなされない。
④ β-カロチンは着色料として使われる。
⑤ 食品に漂白剤を使うことは禁止されている。

(平成9年管理栄養士国家試験)

正解 ④

解説 ① 栄養強化剤として、ビタミン類、アミノ酸類、ミネラル類（鉄、カルシウム、銅、亜鉛）などが許可されている。なお、栄養強化剤は表示が免除されている。

② dl-α-トコフェロール（＝ビタミンE）は酸化防止剤として許可されている。天然品はすべてd-体で、dl-体は合成品である。

③ 食品添加物とは、食品衛生法第2条第2項で「食品の製造の過程において又は食品の加工若しくは保存の目的で、食品に添加、混和、浸潤その他の方法によって使用する物をいう」と定義されている。すなわち、この定義にある目的、用途で食品に使用される物質は、化学的合成品であるか天然物であるかにかかわらず、また最終製品中に残存するかどうかにかかわらず、すべて食品添加物として取り扱われる。最終製品中に残存しないものは加工助剤と呼ばれ、表示が免除されている。

④ β-カロチンはβ-カロテンと記載されることもある。β-カロチンは黄色の色素で、着色料のほか、栄養強化剤としても使われる。

⑤ 亜塩素酸ナトリウム、亜硫酸水素カリウム液、同ナトリウム液、亜硫酸ナトリウム（結晶および無水）、次亜硫酸ナトリウムおよび二酸化硫黄が漂白剤として許可されている。

> **Q64** 食品添加物についての記述である。正しいのはどれか。
>
> ① 食肉製品の鮮紅色を維持するために、タール色素が使われる。
> ② 保存料は、食品中の微生物の増殖を抑制するために使われる。
> ③ エリソルビン酸は、保存料として使われる。
> ④ β-カロテンは、栄養強化の目的以外に使うことはできない。
> ⑤ 亜硝酸塩類は、食品の漂白を目的として使われる。
>
> (平成16年管理栄養士国家試験問題)

正解 ②

解説 ① タール色素は着色料である。食肉製品の鮮紅色を維持するためには発色剤（亜硝酸ナトリウム、硝酸ナトリウム、硝酸カリウム）が使われる。なお、着色料はそれ自身に色がついているが、発色剤は無色で、食肉製品の鮮紅色は、発色剤が還元されたNOと、肉中のミオグロビンとの反応生成物による（Q59参照、p.120）。

② 保存料は微生物の増殖によって起こる食品の変質を防止し、保存性を向上させる目的で使われている。いずれの保存料に対しても、対象食品、使用量の基準が設けられている。

③ エリソルビン酸は酸化防止剤である。保存料のソルビン酸と名前が似ていて紛らわしいが、混同しないようにしたい。

④ β-カロテンはプロビタミンAとも呼ばれ、体内酵素の働きで約1/2がビタミンAに変わるので、栄養強化剤として用いられる。その他、着色料としても認められている。

⑤ ①で説明したように、亜硝酸塩類は食肉製品などの発色を目的として使われている。

Q65 次の文章①〜⑤に該当する食品添加物を下の語群から選べ。

① 無色の液体で、皮膚に触れると白変し刺激痛を感じる。最終食品の完成前に分解または除去することという使用基準が設けられている。
② アスパラギン酸とフェニルアラニンからなるジペプチドのメチルエステルで、使用基準はない。
③ 使用基準はないが、過剰摂取により中華料理店症候群と呼ばれる症状が引き起こされることがある。
④ L-アスコルビン酸の立体異性体で、強い還元作用がある。用途は限定されているが、対象食品や使用量の制限はない。
⑤ 不飽和脂肪酸の一種で、細菌、かび、酵母の増殖阻害効果がある。使用基準が設けられている。

【語群】 L-グルタミン酸ナトリウム、アスパルテーム、エリソルビン酸、過酸化水素、ソルビン酸

正解 ① 過酸化水素、② アスパルテーム、③ L-グルタミン酸ナトリウム、④ エリソルビン酸、⑤ ソルビン酸

解説 ① 過酸化水素（H_2O_2）は殺菌料である。うどん、水産練り製品（かまぼこやはんぺんなど）、かずのこなどに広く用いられていたが、発がん性が認められたため、昭和55年（1980）10月に、「最終食品に残存しないこと」という使用基準に改められた。水産練り製品では、結着剤として加えられる重合リン酸塩により過酸化水素が安定化され残存するので、現在では水産練り製品に過酸化水素は使用されていない。

② アスパルテームは甘味料である。ショ糖と類似した甘味を示し、甘味度はショ糖の約200倍である。

③ L-グルタミン酸ナトリウム（通称"味の素"）は調味料である。1968

年にアメリカの中華料理店で、L-グルタミン酸ナトリウムを多量に含むわんたんスープを飲んだ人が頭痛、吐き気、顔面圧痛などを訴えた。この中毒症状は Chinese restaurant syndrome（中華料理店症候群）と命名され、わが国でも中毒例がある。

④ エリソルビン酸は酸化防止剤である。L-アスコルビン酸（ビタミンC）と比べるとビタミン効果は弱いが、酸化防止効果は強い。

⑤ ソルビン酸（$CH_3CH=CH-CH=CHCOOH$）は保存料である。何度も繰り返すが、④のエリソルビン酸と名前は似ているが構造的にはまったく違う化合物であるので、混同しないようにしたい。

● ミニ知識：旨味成分と調味料

下表のように、いくつかの食品から旨味成分が単離同定されている。これら旨味成分はいずれも、添加物の調味料として使われている。調味料は天然物ではなく、発酵工業の手法で製造したものである。旨味は、甘味、酸味、塩味、苦味と並ぶ5つの基本味の1つであるが、欧米では甘味や塩味がほどよく混じった味であると考えられてきた。

日本人は古くから「だしが効いている」といって旨味を知っており、旨味という概念を提唱したのも日本人研究者である。英語では適切な言葉がないので、umami と表記されている。だしをとるのにこんぶとかつお節を併用することが多いが、こんぶのL-グルタミン酸ナトリウムとかつお節の 5'-イノシン酸ナトリウムは相乗的に旨味を高めることがわかっている。

食品	旨味成分
こんぶ	L-グルタミン酸ナトリウム
かつお節	5'-イノシン酸ナトリウム
しいたけ	5'-グアニル酸二ナトリウム
貝類	コハク酸塩（一ナトリウム、二ナトリウム）
緑茶	L-テアニン（L-グルタミン酸-γ-エチルアミド）

Q66 次の構造式①～③で表される食品添加物について、それぞれの名称、用途および対象食品を述べよ。

（平成19年東京都特別区衛生監視（衛生）試験問題）

正解 ① 名称：チオベンダゾール　用途：防かび剤　対象食品：かんきつ類、バナナ
② 名称：サッカリン　用途：甘味料　対象食品：チューインガム
③ 名称：安息香酸　用途：保存料　対象食品：キャビア、マーガリン、清涼飲料水、醤油、シロップ

解説　これはかなりの難問である。添加物の種類は多く、名称と用途を正しく覚えるだけでも大変である。ましてや構造式をみてすぐに名称がわかるとか、対象食品まで浮かんでくる域にまで達するとなると、なおさら大変である。

① チオベンダゾールはTBZと略記されることも多い。かんきつ類やバナナに発生する軸ぐされ病や青かびに対して効果がある。ワックスに混ぜて使用し、収穫後のかんきつ類やバナナをワックスに浸漬している。

使用基準はかんきつ類 0.01 g/kg 以下、バナナ 0.003 g/kg 以下、バナナ（果肉）0.0004 g/kg 以下となっている。なお、収穫後の貯蔵・輸送に用いられているが、TBZをはじめとした防かび剤はポストハーベスト農薬ではなく、添加物として扱われている。

② サッカリンは砂糖の約350倍の甘味があるが、高濃度では苦みを呈す

る。そのため、通常は D–ソルビトールやグリチルリチン酸二ナトリウムなどの他の甘味料と併用されている。併用すると相乗的に甘味が増し、苦味は軽減する。サッカリン自体は水に溶けにくいので、0.05 g/kg という使用基準でチューインガムのみに使われている。

一方、ナトリウム塩（サッカリンナトリウム）は水に溶けやすいので、清涼飲料水、漬物、魚肉練り製品など幅広い食品に使用が認められている。使用量は食品ごとに決められている。

③ 安息香酸は細菌と酵母に有効で、かびに対する作用はやや弱い。酸型保存料で、pH が低いほど効果が大きい。したがって食品の風味を損なわない程度の酸を加え、通常 pH 4.5 以下で使用されている。

使用基準はキャビアで 2.5 g/kg 以下、マーガリン、清涼飲料水、醤油およびシロップで 0.6 g/kg 以下となっている。

なお、ナトリウム塩（安息香酸ナトリウム）は、菓子の製造に用いる果実ペーストおよび果汁（濃縮果汁を含む）にも 1.0 g/kg 以下という使用基準で用いられている。

● ミニ知識：サッカリンは安全か？

甘味料のサイクラミン酸（通称チクロ）とズルチンは、安全性に問題があることがわかって禁止されている（Q62 参照、p.124）。実はサッカリンも、安全性が懸念されている甘味料である。ラットを用いて行われた実験で、サッカリンは弱い発がん性（膀胱がんなど）を示すことが明らかにされ、昭和 48 年（1973）11 月に一旦は使用が禁止された。

その後、他の動物に対しては発がん性を示さないとの報告があり、昭和 50 年（1975）7 月に再び使用が許可された。そうはいっても消費者の不安感は大きく、サッカリンはほかの甘味料に取って代わられているのが実情である。

Q67 次の言葉をすべて用いてアレルギー様食中毒を150〜200字で説明せよ。

赤身魚、脱炭酸酵素、ヒスチジン、ヒスタミン、モルガン菌

正解 （解答例）イワシ、サンマ、サバ、カツオ、マグロなどの赤身魚の筋肉中には遊離ヒスチジンが高濃度に含まれている。貯蔵条件によっては、モルガン菌などの微生物が産生する脱炭酸酵素の作用を受けて、ヒスチジンからヒスタミンが生成されることがある。ヒスタミンが高濃度に蓄積した魚を摂取すると、顔面紅潮、じんましん、腹痛などのアレルギー症状が引き起こされ、アレルギー様食中毒と呼ばれている。(181字)

解説 アレルギー様食中毒にはモルガン菌（*Morganella morganii*）や *Photobacterium phosphoreum*、*Photobacterium histaminum* といった微生物が関与しているが、厚生労働省の食中毒統計では化学性食中毒として整理されている。アレルギー様食中毒は化学性食中毒の中では非常に重要で、化学性食中毒の発生件数および患者数の、いずれも3/4を占めている（Q12参照、p.20）。ヒスチジンからのヒスタミンの生成は図 IV-18 に示す。なお、アレルギー様食中毒はあくまでもアレルギー様であって、アレルギーではない。アレルギー様食中毒と、魚による食物アレルギーとの違いについては Q89 –p.171–を参照されたい。

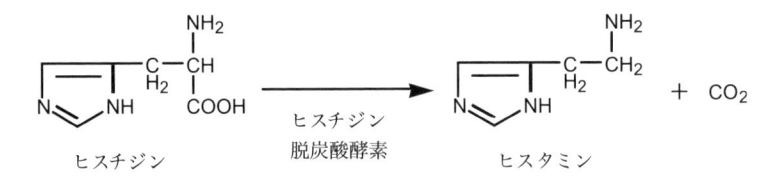

図 IV-18 ヒスチジンからのヒスタミンの生成

Q68 次の①〜④の事例のうち、アレルギー様食中毒に該当するものを選べ。ただし、各事例の原因となった食品は記載されている食品に限るものとする。

① 旅館Aでは、団体客（10人）の夕食の一品として、さっと湯通ししたタラの白子にポン酢をかけて提供した。10人全員が残さずすべて食べたが、食後30分ほどして団体客の1人にアレルギー症状がみられた。アレルギー症状がみられた人は、これまでにもタラの白子を食べたことがあるが、アレルギー発症の経験はない。

② 旅館Bでは、団体客（10人）の夕食の一品として、タイの刺身を提供した。10人全員が残さずすべて食べたが、食後30分ほどして団体客の1人にアレルギー症状がみられた。アレルギー症状がみられた人は、これまでにもタイをはじめとした魚を刺身などで好んで食べてきたが、アレルギー発症の経験はない。

③ 旅館Cでは、団体客（10人）の夕食の一品として、しめさばを提供した。10人全員が残さずすべて食べたが、食後数時間ほどして団体客の1人に吐き気、嘔吐を伴う腹痛がみられた。

④ 旅館Dでは、団体客（10人）の朝食の一品として、アジの開きを提供した。残さず食べた8人に、食後30分から1時間ほどしてアレルギー症状がみられた。いずれもこれまでに魚を好んで食べてきたが、アレルギー発症の経験はない。なお、半分残した2人には特に異常はみられなかった。

正解 ④

解説 アレルギー様食中毒は赤身魚が原因であることを考えれば③と④に絞られる。さらに、③と④を比べると、③では10人全員が同じ程度の量のしめさばを食べたにもかかわらず発症した人は1人だけで、しかも症状はアレルギー様とは言えない。それに対して④では、ほぼ同量のアジの開き

を食べた 8 人全員にアレルギー症状がみられているので、④がアレルギー様食中毒であると結論できる。

なお、魚を食べてアレルギー症状がでた場合、アレルギー様食中毒のほかに魚による食物アレルギー（魚アレルギー）、アニサキスアレルギーの可能性が考えられる。このことを踏まえて、①〜③について以下に説明する。

① タラ（白身魚）の白子による食物アレルギーとアニサキスアレルギーの 2 つの可能性がある。アレルギー症状を示した人が、タラの白子またはアニサキスに対する特異 IgE を血清中に持っているかどうかを検査すれば正確な診断ができる。ただし、これまでにタラの白子による食物アレルギーの報告はないので、アニサキスアレルギーの可能性が高いと思われる。実際、タラの白子には魚介類の代表的な寄生虫であるアニサキスが寄生していることが多い。

② 魚アレルギーの可能性が高い。タイは白身魚であること、タイの筋肉にアニサキスが寄生していることもまずないので、アレルギー様食中毒でもアニサキスアレルギーでもない。

③ この事例でみられた症状はアレルギー症状とはいえない。また、魚アレルギー、アレルギー様食中毒、アニサキスアレルギーのいずれの場合も、発症までの時間は食後 1 時間以内であるが、この事例では発症までの時間が食後数時間と長い。アニサキスはサバに寄生していることがあるので、症状ならびに発症までの時間から考えてアニサキス症（体内に取り込まれた生きたアニサキスが胃や腸に食い込んだ結果引き起こされる症状）と判断される。

なお、アニサキスは加熱や冷凍により死滅するが、酢の中では生きているので、しめさばでアニサキス症にかかってもおかしくない。実際、しめさばを原因とするアニサキス症の例は多いといわれている。

> **Q69** N-ニトロソ化合物に関する次の説明のうち、正しいものの組み合わせを選べ。

① N-ニトロソ化合物は>N-N=O の基を持つ。
② N-ニトロソアミンはアミンと亜硝酸のニトロソ化反応により生成する。
③ ニトロソ化反応はビタミンCやビタミンEによって促進される。
④ N-ニトロソ化合物は発がん性を示し、発がんは肝臓に限られている。

【組み合わせ】 (1) ①と②、(2) ①と③、(3) ①と④、(4) ②と③、(5) ②と④、(6) ③と④

正解 (1)

解説 強力な発がん性を示すことで知られているN-ニトロソ化合物に関する知識を整理するために出題した。

① N-ニトロソ化合物は、N-ニトロソアミン(単にニトロソアミンともいう)とN-ニトロソアミドにわけられるが、いずれもニトロソ基(>N-N=O)を持っている。

② N-ニトロソアミンは、アミン(特に第二級アミン)と亜硝酸のニトロソ化反応で、N-ニトロソアミドは、アミド(特に第二級アミド)と亜硝酸のニトロソ化反応で生成する。ニトロソ化は酸性条件で進行するので、N-ニトロソ化合物はヒトでは胃内で生成すると考えられる。一例として、ジメチルアミンと亜硝酸からN-ニトロソジメチルアミン(ジメチルニトロソアミン、N-メチル-N-ニトロソメタンアミンともいう)が生成する反応を図IV-19に示す。N-ニトロソ化合物のもとになるアミンやアミドは魚介類、穀類、茶などに含まれるが、タラやニシンに特に多量に含まれるジメチルアミンが最も問題になる。ジメチルアミンはこれら魚類の生鮮時に含まれてい

るのではなく、貯蔵中にトリメチルアミンオキシドが酵素作用、あるいは加熱調理中の熱分解を受けて生成される。一方、N-ニトロソ化合物のもう1つの因子である亜硝酸の重要な来源は、野菜類（特にダイコン、ホウレンソウ、コマツナなど）に高濃度に含まれている硝酸塩である。硝酸塩は、野菜貯蔵中の微生物の作用や、ヒト唾液中の微生物の作用で還元されて亜硝酸になる。亜硝酸の来源としては、食肉製品、魚肉ソーセージ、鯨肉ベーコンなどの発色剤として用いられている亜硝酸ナトリウム、硝酸ナトリウム、硝酸カリウムも考えられている。そのため、これら発色剤の使用は、発がん性の点で問題があるかもしれない。

③ ビタミンCやビタミンEは、ニトロソ化反応の促進剤ではなく抑制剤である。ニトロソ化反応を促進するものとしては、喫煙者の唾液に多く含まれているチオシアン酸塩があげられている。そのため、これら発色剤の使用は、発がん性の点で問題があるかもしれない。

④ N-ニトロソジメチルアミンの発がん性は、1954年にBarnesらによって報告された。同じ研究所の研究員に、肝硬変と肝臓がんが多発したことがきっかけである。その後、各種N-ニトロソ化合物の発がん性が報告され、化合物によって発がん部位（標的臓器）が異なることも判明した。一般的にはN-ニトロソアミンは肝臓と食道、N-ニトロソアミドは胃、骨髄、肺が標的臓器になる。なお、発がん性を示す本体はN-ニトロソ化合物そのものではなく、肝臓などの酵素作用を受けてN-ニトロソ化合物から生じるジアゾアルカンで、ジゾアルカンがアルキル化剤として発がん作用を示す。N-ニトロソジメチルアミンに対応するジアゾアルカンはジアゾメタン（$CH_2=N^+=N^-$）で、ソテツの毒成分であるサイカシンからも生成される（Q29参照、p.64）。

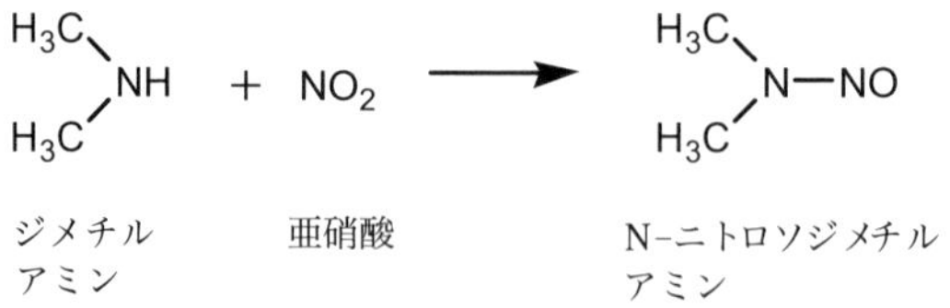

図IV-19 ジメチルアミンと亜硝酸からのN-ニトロソジメチルアミンの生成

IV　有害化学物質

Q70　脂質の自動酸化に関する次の説明のうち、①〜⑦に入る適切な言葉を下記の語群から選べ。

食用油脂を空気中に放置すると空気中の酸素により酸化され、味やにおいが悪くなるとともに粘度も高くなる。このような油脂の劣化を（①）というが、（①）した油脂を含む食品を摂取すると下痢、吐き気、嘔吐、腹痛などが引き起こされる。油脂の（①）においては不飽和（②）が重要な役割を担っている。

まず不飽和（②）中の二重結合に隣接した炭素に結合している水素が引き抜かれ、（③）が生成される。（③）の生成は光、熱、金属イオンなどにより著しく促進される。（③）は空気中の酸素と反応して（④）になり、次いでほかの（②）から水素を引き抜き（⑤）が生成される。この際同時に（③）が生成され、酸化反応は連続的に進行することになる。

油脂酸化の一次生成物は（⑤）であるが、（⑤）は不安定で、容易に（⑥）、（⑦）などといった二次生成物に変化する。一方、ラジカル同士の反応により重合体も生成し、油脂の粘度を高めることになる。

【語群】　アルデヒド、ケトン、酸敗、脂肪酸、ハイドロパーオキサイド、パーオキシラジカル、フリーラジカル

正解　① 酸敗（語群が与えられていなければ変敗でも可）、② 脂肪酸、③ フリーラジカル、④ パーオキシラジカル、⑤ ハイドロパーオキサイド、⑥ アルデヒド、⑦ ケトン（⑥と⑦は入れ替わってもいい）

解説　脂質の自動酸化機構を図 IV-20 にまとめたので参考にされたい。図 IV-20 のうち、(1) 開始反応はフリーラジカル（R•）の生成、(2) 連鎖的進行はパーオキシラジカル（ROO•）からハイドロパーオキサイド（ROOH）の生成、(3) 分解反応はアルデヒド、ケトンなどの生成、(4) 停

止反応はラジカル同士の反応による重合体の生成を示している。水産動物油脂は、植物油脂と比べると二重結合（C＝C）を多く持つ高度不飽和脂肪酸の含量が高く、自動酸化を受けやすい。ちなみに、頭がよくなるとか、アレルギー疾患やがん、老人性痴呆症などに効果があるといわれているDHA（ドコサヘキサエン酸）、EPA（エイコサペンタエン酸）も高度不飽和脂肪酸の仲間である。

　油脂の酸化生成物（過酸化物）は有毒で、これまでにも食中毒を引き起こしている。最初の大規模な食中毒事件は、昭和39年（1964）7月から9月に大阪府をはじめとした2府3県で発生したもので、69人の患者を出している。原因食品は同一メーカーの即席焼きそばであった。その後、昭和40年（1965）から50年代にも、即席ラーメン、揚げせんべい、ポテトチップスなどによる中毒がしばしば発生したが、最近では少なくなった。

　平成14年（2002）〜19年（2007）の6年間では、変敗油脂による中毒事件は平成14年（2002）に秋田県で、平成16年（2004）に愛知県で発生した2件にすぎない（ただし患者数は、秋田県の中毒事件では73人、愛知県の中毒事件では108人と非常に多い）。これは、食品衛生法による規制や、不活性ガス充填とか脱酸素剤の普及のために、流通している食品の過酸化脂質レベルが大幅に低くなっているためである。

1）開始反応
$RH + O_2 \longrightarrow R\cdot + H\cdot$
$ROOH + RH \longrightarrow RO\cdot + \cdot OH$

2）連鎖的進行
$R\cdot + O_2 \longrightarrow ROO\cdot$
$ROO\cdot + RH \longrightarrow ROOH + R\cdot$

3）分解反応
$ROOH \longrightarrow RO\cdot + \cdot OH$
$2ROOH \longrightarrow ROO\cdot + RO\cdot H_2O$

4）停止反応
$R\cdot + R\cdot \longrightarrow R\text{-}R$
$R\cdot + ROO\cdot \longrightarrow ROOR$
$ROO\cdot + ROO\cdot \longrightarrow ROOR + O_2$

図 IV-20　脂質の自動酸化

IV 有害化学物質

Q71 脂質に関する次の説明のうち、正しいものには○、誤っているものには×をつけよ。

① （ ）新鮮な動植物油脂の主成分は遊離脂肪酸である。
② （ ）水産動物の油脂は陸上動植物の油脂と比べて不飽和脂肪酸含量が多く酸化を受けやすい。
③ （ ）脂質の酸化生成物は有毒で、食中毒事例もある。
④ （ ）ギンダラ科のアブラボウズは筋肉中に多量のワックスエステルを含み、下痢などの中毒症状を引き起こす。

正解 ① ×、② ○、③ ○、④ ×

解説 ① 新鮮な動植物油脂の主成分は、グリセロール1分子に脂肪酸3分子がエステル結合したトリグリセリドである。油脂を放置しておくと、トリグリセリドは水分による加水分解や腐敗菌のリパーゼによる加水分解作用を受け、遊離脂肪酸が増加してくる。

② 脂肪酸のうち、二重結合（C＝C）を持つものを不飽和脂肪酸といい、二重結合の数が多いものを特に高度不飽和脂肪酸という。脂質の自動酸化とは、不飽和脂肪酸が空気中の酸素により酸化されることで、味や臭いが悪くなるとともに粘度も高くなる（Q70参照）。水産動物油脂は高度不飽和脂肪酸の含量が高いという特徴があり、したがって酸化されやすい。

③ 油脂の酸化生成物であるハイドロパーオキサイドや、ハイドロパーオキサイドの分解で生じるアルデヒドやケトンは有毒で、これまでにも食中毒を引き起こしている（Q70参照）。

④ アブラボウズの筋肉中の脂質は、普通の魚と同様に主としてトリグリセリドであるが、脂質含量が50％近くにも達するため下痢の原因となる。ちなみに、筋肉中に多量のワックスエステルを含み中毒原因となる魚は、クロタチカマス科のバラムツとアブラソコムツである。

Q72 次の①〜⑤のうち、発がん物質の組み合わせとして正しいものを選べ。

① アクリルアミド、ヒスタミン
② アクリルアミド、メチル水銀
③ アフラトキシン、ヒスタミン
④ アフラトキシン、ニトロソアミン
⑤ ニトロソアミン、メチル水銀

正解 ④

解説 ヒスタミンはアレルギー様食中毒の原因物質（発がん性はない）、ニトロソアミンは亜硝酸とアミン類の反応により生成する発がん物質、アフラトキシンは発がん性を示す代表的なかび毒、メチル水銀は水俣病の原因物質（発がん性はない）で、いずれもこれまでの出題の中で何度か取り上げてきた。以下に、初めて取り上げるアクリルアミドについて解説する。

アクリルアミド（$CH_2=CHCONH_2$）は、重合反応により生成する高分子化合物であるポリアクリルアミド（水溶性合成樹脂）の原料となっている。電気泳動用のゲルとして研究で広く使用されているほか、廃水処理用の凝集剤、原油の三次回収剤、接着剤、染料などに用いられている。しかし、アクリルアミドそのものは神経毒性、肝臓毒性を有し、「毒物および劇物取締法」では劇物に指定されている。また、変異原性が確認されており、国際がん研究機関ではヒトに対して発がん性が疑われる化合物に分類している。

2002年にスウェーデンの食品庁が、高温で加熱して製造した食品（ポテトチップス、フライドポテト、ビスケット、パンなど）にアクリルアミドが高濃度に含まれていることを発表し、世界的に大きな問題となった。アクリルアミドは原料には検出されないので、加熱中にアスパラギン酸と糖類（グルコースなど）のメイラード反応によって生成すると推定されている（**図IV-21**）。参考までに、食品中のアクリルアミド濃度の分析結果を**表IV-8**に

示すが、ポテトチップスやフレンチフライでの濃度が確かに高いことがわかる。食品に由来するアクリルアミドの健康影響については今後の検討が待たれるが、高温で揚げたり焼いたりした食品を多量に摂取することは控えたほうがいいであろう。

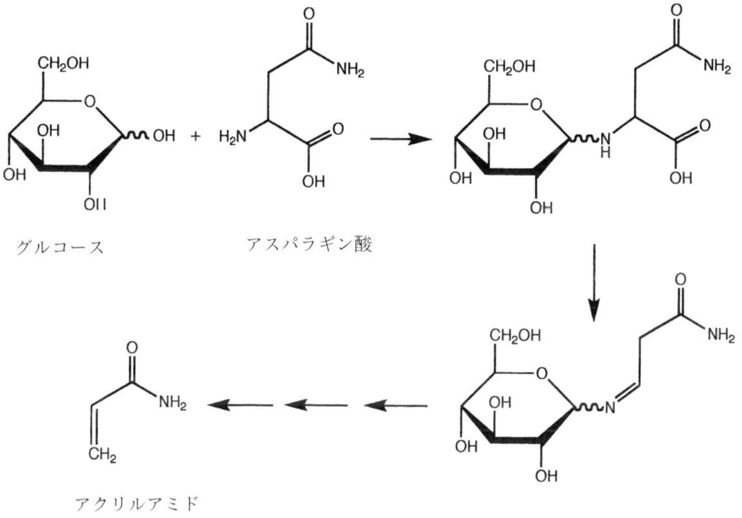

図 IV-21 メイラード反応によるアクリルアミドの生成

表 IV-8 食品中のアクリルアミド濃度

食 品	アクリルアミド濃度 ($\mu g/kg$)[1]	
	国立医薬品食品衛生研究所	海外5ヵ国[2]
ポテトチップス	467〜3,544	170〜2,287
フレンチフライ	512〜784	<50〜3,500
ビスケット、クラッカー	53〜302	<30〜3,200
朝食用シリアル	113〜122	<30〜1,346
とうもろこしチップス類	117〜535	34〜416
食パン、ロールパン	<9〜<30	<30〜162
チョコレートパウダー	104〜141	<50〜100
コーヒーパウダー	151〜231	170〜230
ビール	<3	<30

[1]最小値〜最大値、[2]ノルウェー、スウェーデン、スイス、英国、米国
http://www.mhlw.go.jp/topics/2002/11/tp1101-1.htmlから引用

Q73 PCB に関して次の問1～3に答えよ。

問1 PCB を略記しない英語名で記すとともに、日本語名も述べよ。
問2 PCB による代表的な中毒事件をあげよ。
問3 PCB による特徴的な中毒症状をあげよ。

正解 **問1** 英語名：polychlorinated biphenyl、日本語名：ポリ塩化ビフェニル
問2 カネミ油症事件（米ぬか油中毒事件またはライスオイル中毒事件でも正解）
問3 塩素にきび（クロールアクネでも正解）

解説 PCB は図 IV-22 に示す構造のポリ塩化ビフェニルの総称である。塩素の数および置換位置により 209 種の異性体が存在する。PCB は水に難溶な脂溶性化合物で、耐酸性、耐アルカリ性、耐熱性、絶縁性、接着性、伸展性などに富む優れた物理化学的性質を有するので、1930 年代から熱媒体、トランスなどの絶縁油、複写紙用などとして世界的に大量に使用された。

しかし、昭和 43 年（1967）に北九州で発生した米ぬか油によるカネミ油症事件（Q37 参照、p.80）でその毒性が注目された。カネミ油症事件は患者数約 2,000 人、死者 20 人近くという大規模な中毒事件で、PCB のほかに、PCB の加熱により生成されたポリ塩化ジベンゾフラン（PCDF、図 IV-22）やポリ塩化クオーターフェニル（PCQ、図 IV-22）も中毒に関与していたことがわかっている。

PCB の急性毒性は、哺乳類に対する LD_{50}（経口投与）が 2-10 g/kg であることを考えると、非常に弱い。問題になるのは脂肪が多い組織に蓄積しやすいことで、長期的な影響、すなわち慢性毒性である。哺乳類だけではなく、一般的に生物への蓄積性が高く、さらに非常に安定な物質で生物による分解も受けにくいので、環境汚染の面でも問題になった物質である。

昭和 47 年（1972）に生産・使用が中止になるまでに日本では約 59,000 ト

ンが製造されたという。また、昭和 47 年には、**表 IV-9** に示すような食品中の PCB の暫定的規制値も設けられた。

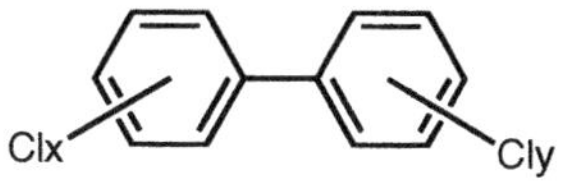

ポリ塩化ビフェニル（PCB）　x+y=1〜10

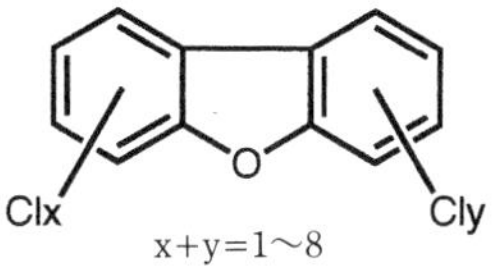

ポリ塩化ジベンゾフラン（PCDF）　x+y=1〜8

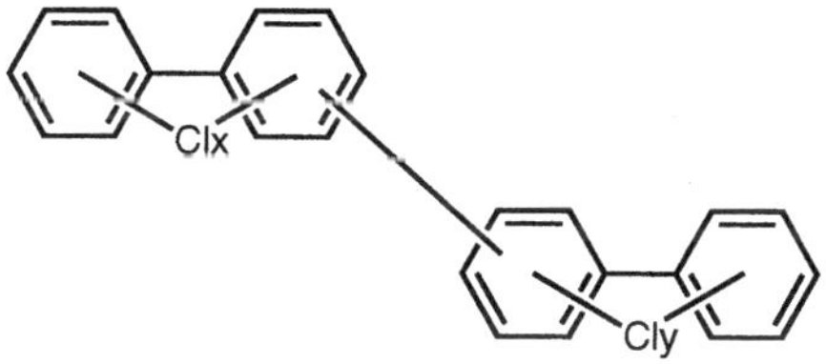

ポリ塩化クオーターフェニル（PCQ）　x+y=1〜18

図 IV-22　PCB およびその関連化合物の構造

表 IV-9　PCB の暫定的規制値

対象食品	規制値（ppm）
魚介類	
遠洋沖合魚介類（可食部）	0.5
内海内湾（内水面を含む）魚介類（可食部）	3.0
牛乳（全乳中）	0.1
乳製品（全量中）	1.0
育児用粉乳（全量中）	0.2
肉類（全量中）	0.5
卵類（全量中）	0.2
容器包装	5.0

> **Q74** ダイオキシン類に関する次の説明のうち、正しいものの組み合わせを選べ。
>
> ① ダイオキシン類は、200を超える異性体を持つ塩素化合物である。
> ② ダイオキシン類の排出量は廃棄物の焼却に由来するものが最も多い。
> ③ ダイオキシン類には食品ごとの残留基準値が設定されている。
> ④ ダイオキシン類は、発がん性や催奇形性がある。
>
> 【組み合わせ】 (1) ①と②、(2) ①と②と④、(3) ②と③、(4) ④のみ、(5) ①〜④のすべて
>
> (平成11年管理栄養士国家試験問題)

正解 (2)

解説 ① ダイオキシンはポリ塩化ジベンゾ-p-ジオキシン（PCDD）（図 IV-23）、ポリ塩化ジベンゾフラン（PCDF）（図 IV-23）およびコプラナーPCBの総称で、PCDDは75種類、PCDFは135種類、コプラナーPCBは29種類の合計239種類がある。コプラナーPCBとは、2つのベンゼン環が同じ平面状にあるPCBのことで、PCBの中でも特に毒性が強い。ダイオキシンのうち、2, 3, 7, 8-テトラクロロジベンゾ-p-ジオキシン（TCDD）の毒性が最も強く、一般的にダイオキシンといえばTCDDのことを指している。

② ダイオキシンは、塩素系農薬や工業製品を作る際の副生成物や中間生成物としても生成されるが、環境汚染の源として最も重要なのは廃棄物の焼却時に生成するもので、約95％が廃棄物焼却に由来すると見積もられている。

③平成15年度（2003）の調査では、ダイオキシン摂取量は1.3668 pg-

TEQ/kg 体重/日である（**表 IV-10**）。pg（ピコグラム）はng（ナノグラム）の 1,000 分の 1、μg の 100 万分の 1 であり、TEQ とは toxic equivalent（毒性等量）のことである。ダイオキシンは各種異性体の総称であるので、TCDD の毒性を 1 としてほかの異性体の毒性を係数で表し、各異性体の測定濃度に係数をかけた値の合計を TEQ として表現している。わが国では、ダイオキシンの耐容 1 日摂取量（TDI）を 4 pg-TEQ/kg/日と設定しており、調査結果は TDI を下回っている。なお、ヒトが摂取するダイオキシンの大部分は食品由来であることが表 IV-10 からわかるが、今のところ食品中のダイオキシンに対して残留基準値は設けられていない。食品のうちダイオキシンによる汚染を最も受けているのは魚介類で、ダイオキシンの80％以上は魚介類から摂取している（表 IV-10）。

④ ダイオキシンは代表的な内分泌撹乱化学物質の 1 つで、発がん性、催奇形性、肝障害を引き起こすほか、子宮内膜症とそれに伴う不妊症の原因であるとも考えられている。

ポリ塩化ジベンゾ-p-ジオキシン　　　　ポリ塩化ジベンゾフラン

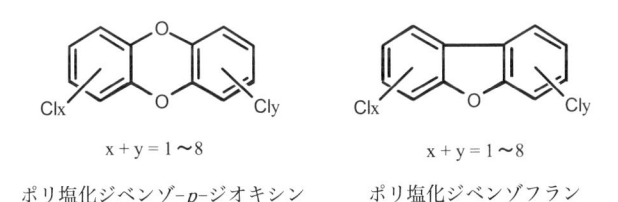

$x + y = 1 \sim 8$

図 IV-23　ダイオキシンの構造

表 IV-10　1 日あたりのダイオキシンの摂取量

摂取源	摂取量（pg-TEQ/kg 体重/日）	摂取割合（％）
大　気	0.028	2.05
土　壌	0.0068	0.50
魚介類	1.15	84.14
肉・卵	0.14	10.24
乳・乳製品	0.032	2.34
穀物・芋	0.001	0.07
有色野菜	0.002	0.15
そのほか	0.007	0.51
合　計	1.3668	100.00

http://www.jfa.maff.go.jp/daioki/5.html から引用、一部改変

Q75 食品衛生法で規定されている器具・容器包装に関する次の説明のうち、正しいものを1つ選べ。

① 器具・容器包装は食品用のみが対象で、添加物用の器具・容器包装は含まない。
② 農業や水産業で食品採取に用いられる機械や器具も器具とみなされている。
③ 器具・容器包装の原材料は原則として着色料を含んではならない。
④ ポリ塩化ビニル樹脂はビスフェノールAを含んではならない。
⑤ ポリカーボネート樹脂からのフタル酸ビス（2-エチルヘキシル）の溶出濃度には規制値が設けられている。

正解 ③

解説 ① 食品衛生法で規定されている器具・容器包装の対象は食品用と添加物用である。

② 農業や水産業で食品採取に用いられる機械や器具は、例外として対象となる器具から除外されている。

③ は正しい。溶出または浸出して食品に混和するおそれがない場合は認められているので、「原則として」という言葉が入っている。

④、⑤ ビスフェノールA（図Ⅳ-24）はポリカーボネート樹脂（PC樹脂）の、フタル酸ビス（2-エチルヘキシル）（図Ⅳ-25）はポリ塩化ビニル樹脂（PVC樹脂）の原料である。PC樹脂のフラスコで培養していた乳がん細胞が、フラスコから溶出したビスフェノールAにより異常増殖した例がある。この例はビスフェノールAがエストロゲン（ステロイド系の女性ホルモン）活性を持つことを証明しており、内分泌撹乱化学物質（Q76参照）の1つとして大きな問題となった。食品衛生の点では、学校給食で使われているPC樹脂製食器からのビスフェノールAの溶出が懸念されている。

わが国ではPC樹脂からのビスフェノールAの溶出は2.5 ppm以下と規制されているが、高温で長時間処理されたPC樹脂製食器、あるいは使い古したPC樹脂製食器からは規制値以上のビスフェノールAが溶出することがある。

一方、フタル酸ビス（2-エチルヘキシル）も内分泌撹乱化学物質の1つで、PVC樹脂製のゴム手袋から弁当に移行した例が知られている。油脂または脂肪性食品を含有する食品に接触する器具・容器包装に用いるPVC樹脂は、フタル酸ビス（2-エチルヘキシル）を含んではならないとされている。

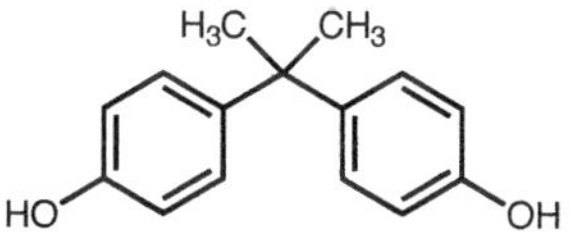

図 IV-24　ビスフェノールAの構造

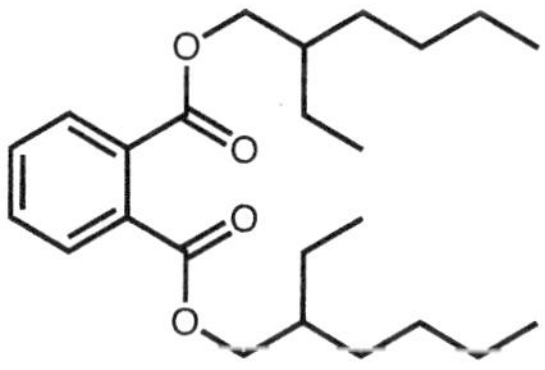

図 IV-25　フタル酸ビス（2-エチルヘキシル）

● ミニ知識：おもちゃにも規格・基準はある

食品衛生法が、食品、添加物、器具、容器包装のほかに、おもちゃも対象にしていることをご存知だろうか。おもちゃとは、1）紙、木、竹、ゴム、革、セルロイド、合成樹脂、金属または陶製のもので、乳幼児が口に接触することを本質とするおもちゃ、2）ほおずき、3）うつし絵、折り紙、つみき、4）ゴム、合成樹脂または金属製の起き上がり、おめん、がらがら、人形など12品目、と規定されており、規格・基準が設けられている。例えば、フタル酸ビスを主成分として用いてはならない、うつし絵や折り紙からの溶出試験では$1\,\mu g/mL$以下であること、などが決められている。

> **Q76** 次の化学物質のうち、内分泌撹乱化学物質と考えられていないものを2つ選べ。
>
> BHC、DDT、PCB、アフラトキシン、ダイオキシン、トリブチルスズ、ビスフェノールA、フタル酸エステル、メチル水銀

正解 アフラトキシンとメチル水銀

解説 1996年にシーア・コルボーンらの著書『奪われし未来（Our Stolen Future）』が発刊されて以来、内分泌撹乱化学物質（外因性内分泌撹乱化学物質とか内分泌撹乱物質ともいう）が大きな関心を集めた。内分泌撹乱化学物質とは、内分泌系の機能に有害な影響を与える外来性の化学物質である。内分泌系の機能、すなわち生体の恒常性、生殖、発生、行動などは内分泌器官から分泌される各種ホルモンの作用によって調節・制御されているが、内分泌撹乱化学物質は生体ホルモンの合成、分泌、輸送、結合、作用あるいは分解を阻害することから、一般には"環境ホルモン"という名前で知られている。内分泌撹乱化学物質の多くは、生体ホルモンの中でも特にエストラジオール、エストロンなどのエストロゲン（女性ホルモン）に類似した作用を示す、あるいはエストロゲン阻害作用を示す。

内分泌撹乱化学物質としては、これまでの問題で取り上げてきたDDT、BHCなどの有機塩素系農薬、PCBやダイオキシンといった有機塩素系化合物、トリブチルスズ、フェニルスズなどの有機スズ化合物、ポリカーボネート樹脂の原料であるビスフェノールA、ポリ塩化ビニル樹脂の原料であるフタル酸ビス（2-エチルヘキシル）（フタル酸エステルの一種）などがあげられている。内分泌撹乱化学物質の環境汚染による野生動物への影響としては、イボニシなど沿岸巻貝のインポセックスと呼ばれるオス化（原因は有機スズ化合物）、フロリダのアポプカ湖に生息するワニの生殖器異常（原因はDDTなど）、アメリカに生息する鳥類のくちばしの奇形（原因はダイオキシン）など枚挙にいとまがない。

Ⅳ 有害化学物質

Q77 食品の規格基準あるいは暫定的規制値に関する次の説明のうち、誤っているものを1つ選べ。

① 食品一般の成分規格として抗生物質を含有してはならないと定められている。
② 食品一般の製造、加工、調理基準として、放射線を照射してはならないと定められている。
③ PCB の暫定的規制値は魚介類に対してのみ 0.5 ppm と設定されている。
④ 魚介類に含まれる水銀の暫定的規制値は、総水銀 0.4 ppm、メチル水銀 0.3 ppm（水銀として）である。
⑤ 麻痺性貝毒の暫定的規制値は 4 MU/g 以下である。

正解 ③

解説 食品中の有害化学物質の含有量については、規格基準で規制値が設定されているほか、暫定的規制値も設けられている。本問と次問では、代表的な有害化学物質の規制値を整理しておきたい。

① 添加物として認められている抗生物質（保存料）や動物用医薬品として用いられる抗生物質は、例外として含有が認められている。

② 食品に放射線を照射すると、貯蔵期間の延長や殺菌効果がある。わが国では放射線照射は原則として禁止されており、例外としてジャガイモの発芽防止のためにのみ認められている。

③ PCB の暫定的規制値は魚介類に対してだけでなく、各種食品と容器包装に対して設けられている（Q73 参照、p.142）。

④ 水銀の暫定的規制値については、マグロなど一部魚介類には適用しないという例外規定がある（Q38 参照、p.82）。

⑤ 貝毒の暫定的規制値は麻痺性貝毒と下痢性貝毒に設けられている。ちなみに下痢性貝毒の暫定的規制値は 0.05 MU/g 以下となっている。

> **Q78** 次の①～⑤の成分規格が設けられている食品を、下の語群から選べ。
>
> ① 含有油脂の酸価 3 以下、または過酸化物価 30 以下であること。
> ② カドミウムおよびその化合物は 1.0 ppm 未満（Cd として）であること。
> ③ シアン化合物が検出されないこと。
> ④ 亜硝酸根は 0.07 g/kg 以下であること。
> ⑤ ホウ素化合物は 1 g/kg 以下（H_3BO_3 として）であること。
>
> 【語群】 寒天、米（玄米）、食肉製品、即席めん、生あん

正解 ①即席めん、②米（玄米）、③生あん、④食肉製品、⑤寒天

解説 ① 油脂の酸化生成物（過酸化物）は有毒で、食中毒を引き起こす（Q70 参照、p.137）。最初の大規模な中毒事件の原因食品が即席焼きそばであった関係で、即席めんについては問題文のような成分規格が設けられている。さらに油脂で処理した菓子（製造過程において油脂で揚げる、炒める、吹き付ける、または塗布するなどの処理をした菓子）に対しては、「製品中に含まれる油脂の酸価が 3 を超え、かつ過酸化物価が 30 を超えないこと」ならびに「製品中に含まれる油脂の酸価が 5 を超え、または過酸化物価が 50 を超えないこと」という製品の管理基準も定められている。

酸化および過酸化物価については、ミニ知識「油脂の劣化の指標」を参照されたい。

② 米（玄米）に対してカドミウム 1.0 ppm 未満という成分規格が設けられていることはこれまでにもしばしば取り上げてきた。

③ アオイマメ類（サルタニ豆、サルタピア豆、バター豆、ペギア豆、ホワイト豆、ライマ豆）は生あんの原料として東南アジアから輸入されているが、これらの豆にはリナマリン（ファゼオルナチンともいう）という青酸

（シアン）配糖体が含まれており中毒の原因となる（Q30参照、p.66）。これらの豆類から生あんを作るときには製造基準が別に定められており、成分規格では最終製品である生あんについてはシアン化合物は不検出となっている。

④ 亜硝酸ナトリウム、硝酸カリウム、硝酸ナトリウムは発色剤として食肉製品などに用いられているが、第二級および第三級アミンが共存していると発がん性のあるニトロソアミンを生成することが知られているので、使用対象食品と使用量が制限されている（Q59参照、p.120）。

⑤ ホウ素化合物であるホウ酸（H_3BO_3）は、静菌作用があるので皮膚病や外傷の薬として用いられたことがあるが、毒性が懸念されて使用中止になっている。ただし、ホウ酸団子としてゴキブリ退治には今でも使われている。当然、食品添加物としては認められていないが、防腐の目的で水産練り製品、冷凍エビ、塩蔵クラゲなどに違法使用されたことがある。寒天の原料であるテングサはホウ酸含量が高い（0.36 g/kg 程度）ことが知られているので、寒天については特に成分規格が設けられている。

● ミニ知識：油脂の劣化の指標

油脂の劣化の指標としては、酸価、ヨウ素価、過酸化物価およびカルボニル価が組み合わせて用いられている。それぞれの定義は以下のとおりである。

酸　　　　価：油脂 1 g 中の遊離脂肪酸を中和するのに要する水酸化カリウムの mg 数。遊離脂肪酸は新鮮な油脂にはほとんど存在しないが、劣化とともに増加するので、酸価が高いほど劣化していることになる。

ヨ ウ 素 価：油脂 100 g に付加しうるヨウ素の g 数。ヨウ素は二重結合（C＝C）に付加するので、油脂の酸化が進むと C＝C が減り、ヨウ素価は下がる。

過酸化物価：油脂 1 kg 中の過酸化物によりヨウ化カリウムから遊離されるヨウ素量のミリ当量数。当然、油脂が劣化すると過酸化物価は高くなる。

カルボニル価：油脂 1 g 中のカルボニル化合物の μmol 数。油脂の劣化が進むとアルデヒドやケトンが生成するので、カルボニル価は高くなる。

Q79 化学性食中毒に関する記述である。正しいのはどれか。

① メタノールは長らく化学性食中毒の主要原因物質だったが、近年、それによる食中毒の発生はほとんど認められていない。
② アレルギー様食中毒の原因物質であるヒスタミンは、食品中のヒスチジンが脱アミノ酵素をもつ細菌の作用を受けて産生される。
③ ホルムアルデヒドはホルマリンの原料で有毒なため、魚介類などのくん煙食品から検出されてはならないとされている。
④ 清涼飲料水は、その成分規格で、ヒ素、鉛、カドミウムと並んでスズも「含有しない」と定められている。
⑤ 水銀の毒性は化合物の化学型によって異なるが、魚介類に暫定的規制値が定められているのはメチル水銀のみである。

(平成13年管理栄養士国家試験問題)

正解 ①

解説 ① 戦後間もない頃の化学性食中毒の代表はメタノール中毒である。メタノール中毒は、昭和20年(1945)には患者569人、死者403人、昭和21年(1946)には患者2,453人、死者1,841人、昭和22年(1947)には患者288人、死者143人を出している。昭和50年(1975)以降は、昭和52年(1977)に発生した1件のみで、根絶したといってもいい。厚生労働省の食中毒統計でも、病因物質別の化学物質の欄は平成11年(1999)までは「メタノール」と「その他」に分けて記載されていたが、メタノールによる中毒がゼロという状況が長く続いたので、平成12年(2000)からは単に総数だけを記載するようになっている。

② ヒスチジンからヒスタミンへの変換は脱炭酸酵素作用による。アレルギー様食中毒の詳細に関してはQ67を参照されたい。

③ ホルムアルデヒド(HCHO)は有毒であるが(Q82参照、p.157)、魚介類などのくん煙食品から検出されてはならないという規定はない。なお、

ホルムアルデヒド 35～38％の水溶液がホルマリンである。

　④　清涼飲料水の成分規格では、「ヒ素、鉛及びカドミウムを検出するものであってはならない。また、スズの含有量は、150.0 ppm を超えるものであってはならない」となっている。

　⑤　魚介類の水銀の暫定的規制値は、総水銀 0.4 ppm、メチル水銀 0.3 ppm（水銀として）である。

● ミニ知識：エタノールはお酒なのにメタノールは毒物

　お酒といえばエタノール（CH_3CH_2OH）である。お酒も、一気に多量に飲むと急性アルコール中毒になる危険性はあるが、適度に楽しむぶんにはストレス解消にもってこいである。しかし、エタノールより炭素が1つ少ないメタノール（CH_3OH）は危険で、わが国でも戦後間もない頃に多数の死者を出しており、諸外国でもメタノール中毒例は多い。

　メタノールを飲むと、普通にお酒を飲んだ時のように酩酊状態になるので、間違って飲んでもわからない。ところが翌日からが大変で、頭痛、めまい、悪心などのほか、目がかすんだり物が二重にみえるといった視力障害が現れ、失明することもある（メタノールは「目散るアルコール」と呼ばれていた）。また、摂取量が多いと、1週間以内にけいれん、呼吸麻痺などにより死亡することもある。

　エタノールの場合、体内に入るとアルコール脱水素酵素によりアセトアルデヒドに変わり、次いでアルデヒド脱水素酵素により酢酸に変わる。アセトアルデヒドは比較的害が少なく（多量に摂取すると、アセトアルデヒドの分解が追いつかず二日酔いになるが）、酢酸（お酢の成分）は無害である。メタノールは、体内でホルムアルデヒド、ギ酸に変わる。ホルムアルデヒドもギ酸も有害で、ホルムアルデヒドは失明に、ギ酸はその他の諸症状に関与しているといわれている。

> **Q80** 有害物質による食品汚染に関する記述である。正しいのはどれか。
>
> ① ダイオキシン類は、脂質の多い食品に蓄積しやすい。
> ② 水俣病の原因は、魚介類に蓄積した無機水銀である。
> ③ マイコトキシンは、食品を汚染した細菌が生成する。
> ④ 我が国では、食品中の抗生物質の残留基準は設定されていない。
> ⑤ 食品中のストロンチウム 90 は、肝臓に蓄積する。
>
> (平成 16 年管理栄養士国家試験問題)

正解 ①

解説 ストロンチウム 90 というあまりなじみのない言葉もあるが、正解することは難しくないと思う。

① ダイオキシン類は代表的な内分泌撹乱化学物質(いわゆる環境ホルモン)で、脂溶性であるので、動物が取り込むと脂質の多い組織に蓄積される。詳細は Q74(p.144)を参照されたい。

② 水俣病の原因は魚介類に蓄積した水銀であることには違いないが、無機水銀ではなくメチル水銀である。

③ マイコトキシンはかび類が産生する毒成分の総称である。かび類も細菌も微生物であるが、かび類は核膜を持つ真核細胞生物であるのに対し、細菌は核膜を持たない原核細胞生物であるという点が決定的に違う。

④ 食品一般の成分規格として、「抗生物質を含有してはならない」と定められている。ただし、抗生物質として用いられた動物用医薬品に対する残留基準の設定とか、人の健康を損なうおそれがない場合の添加物としての使用許可といったような例外もある。

⑤ ストロンチウム 90(^{90}Sr)は、半減期が 28 年という非常に長い放射性核種である。食品を通して人の体内に入ると Ca と置換して骨に蓄積し、部分照射による障害を引き起こす。

> **Q81** 次の①〜⑤の化学物質と最も関係の深い疾病等の名称を下記の語群から1つずつ選べ。
>
> ① カドミウムおよびその化合物
> ② 水銀およびその化合物
> ③ 六価クロム化合物
> ④ 硝酸態窒素および亜硝酸態窒素
>
> 【語群】 ウィルソン氏病、鼻中隔穿孔、メトヘモグロビン血症、イタイイタイ病、レイノー病、ハンター・ラッセル症候群
>
> (平成18年東京都特別区衛生監視(衛生)試験問題)

正解 ① イタイイタイ病、② ハンター・ラッセル症候群、③ 鼻中隔穿孔、④ メトヘモグロビン血症

解説 語群の中でイタイイタイ病はあまりにも有名であるが、その他の疾病は普通の食品衛生学関連の書物にはめったに登場しないのでなじみが薄く、かなりの難問かもしれない。①〜④に該当しないウィルソン氏病とレイノー病について、まず簡単に説明しておく。

ウィルソン氏病は銅が原因となる遺伝性代謝疾患で、成長するにつれて症状は顕著になる。食事から摂取された銅は、通常は肝臓を経由して胆汁中、腸管中に排泄されるが、排泄がうまくいかずに肝臓、脳などに多量に蓄積すると重い障害(肝不全や脳障害)が起こり、死亡することもある。

レイノー病は、四肢末端の末梢血管が発作性の収縮を起こして一時的に血流が悪くなる疾患である。若い女性に多く、寒気による刺激や精神的な緊張により手足の指の色が変わり(正常→蒼白色→赤〜紫→正常)、しびれや痛みを伴う。症状は左右対称に現れるのが特徴である。治りにくい病気であるが、生命の危険はないとされている。なお、水仕事などをすると指先が蒼白になることは誰にでもよくあるが、これはレイノー現象と呼ばれており、レ

イノー病ではない。

① イタイイタイ病といえばカドミウムである。

② ハンター・ラッセル症候群とは、有機水銀中毒の際の特徴的な臨床症状（四肢のしびれ感と痛み、言語障害、運動失調、難聴、視野狭窄など）のことをいう。1937 年にイギリスの農薬工場で起こった神経症でこれらの症状がみられ、メチル水銀中毒であることを報告したハンターとラッセルにちなんで命名された。水俣病患者でも当然そのような症状がみられたが、水俣病患者としての認定にあたっては、当初はハンター・ラッセル症候群をすべて満たすことという厳しい条件が付けられた。そのため、患者として認定されない人が多く出ることになり、患者救済が遅れる原因にもなったのである。

③ 6 価クロムと鼻中隔穿孔については Q43（p.91）を参照されたい。

④ ヘモグロビンは赤血球に含まれている赤色のタンパク質で、2 価の鉄イオンと結合している。ヘモグロビンは酸素を運ぶという重要な機能を担っているが、2 価の鉄イオンが酸化されて 3 価になると（3 価のヘモグロビンをメトヘモグロビンという）、酸素を運ぶ能力を失う。

体内では還元酵素の働きによりメトヘモグロビンはヘモグロビンに戻されるが、何らかの理由でメトヘモグロビンが 1〜2％以上に増加した状態を、メトヘモグロビン血症と呼んでいる。

メトヘモグロビン血症には、遺伝性のものと化学物質によるものとがある。亜硝酸態窒素（または硝酸態窒素）もメトヘモグロビン血症の原因となる。大量の亜硝酸態窒素（または硝酸態窒素）が血液中に取り込まれると還元酵素の作用が追いつかず、メトヘモグロビン血症につながる。メトヘモグロビンが 15〜20％になるとチアノーゼが、40％以上では頭痛、めまい、呼吸困難、意識障害などの症状が現れる。

> **Q82** 食品中化学物質等の毒性に関する記述として妥当なものはどれか。
>
> ① ホルムアルデヒドは、天然には存在しない物質で、多量に摂取すると中毒症状を呈する場合がある。
> ② アフラトキシン B_1 は、強い発がん性のある天然物質である。
> ③ カドミウムによる主な中毒症状は、神経障害である。
> ④ 有機ヒ素の方が無機ヒ素より毒性が高い。
> ⑤ 水銀の悪影響を受けやすいと考えられる対象者（ハイリスクグループ）は特に限定されていない。
>
> （平成18年厚生労働省検疫所食品衛生監視員採用試験問題）

正解 ②

解説 ① ホルムアルデヒド（HCHO）は刺激臭のある無色の液体である。塗料や防腐剤の成分として建築資材に用いられ、シックハウス症候群の原因物質でもある。皮膚や目、呼吸器系などに接触すると炎症が引き起こされるだけでなく、発がん性もあるとされている。メタノール中毒では体内でホルムアルデヒドが生成し、失明の原因にもなっている（Q79参照、p.152）。食品ではタラやシイタケのホルムアルデヒド含量が高いが（**表Ⅳ-11**）、健康への影響はないと考えられている。

② アフラトキシンは *Aspergillus flavus* などが産生する代表的なかび毒で、七面鳥X病を契機として発見された。地上最強の天然発がん物質といわれており、強力な経口発がん性（肝がん）を示す。中でもアフラトキシン B_1 の毒性が高く、単にアフラトキシンといえば B_1 のことを指している（Q51参照、p.105）。

③ カドミウムによる中毒症状は腎臓障害と骨軟化症で、疼痛（とくに大腿部と腰部の痛み）を伴う。そのため、富山県神通川流域で発生したカドミウム中毒は、イタイイタイ病と名付けられた。

④ 無機ヒ素（亜ヒ酸、ヒ酸）の毒性は高く、ヒ素ミルク中毒事件や汚染井戸水による健康障害を引き起こしてきた。一方、魚介類のヒ素濃度は非常に高いが、含まれているヒ素の大部分はアルセノベタイン（海産動物の主要なヒ素化合物）、アルセノシュガー（海藻の主要なヒ素化合物）などの毒性が低い有機ヒ素化合物として存在していることが明らかにされている（Q41 参照，p.87）。このように、天然に存在するヒ素化合物に関しては、「有機ヒ素のほうが無機ヒ素より毒性が低い」と言って間違いない。ただし、合成有機ヒ素化合物の中には、ルイサイト（$ClCH=CHAsCl_2$）やアダムサイト（**図IV-26**）のように化学兵器として使用されてきたものもあり、「有機ヒ素のほう方が無機ヒ素より毒性が低い」というのはすべてのヒ素化合物に当てはまらない。

⑤ 近年の研究により、胎児は水銀の悪影響を受けやすいことがわかっている。

表 IV-11 食品中のホルムアルデヒド含量

食　品		ホルムアルデヒド含量（ppm）	
		最低値	最高値
魚　類	タ　ラ	25	159
	スケトウダラ	1	310
	ア　ジ	0	0
	サ　バ	0	8.0
	カレイ	0	0
野菜類	生シイタケ	1.68	54.4
	干シイタケ	34	406
	タマネギ	1.3	18.3
	トマト	1.0	2.3
	キャベツ	1.8	12.1

昭和54年に国立衛生試験所（現 国立医薬品食品衛生研究所）食品部が実施した調査結果の一部

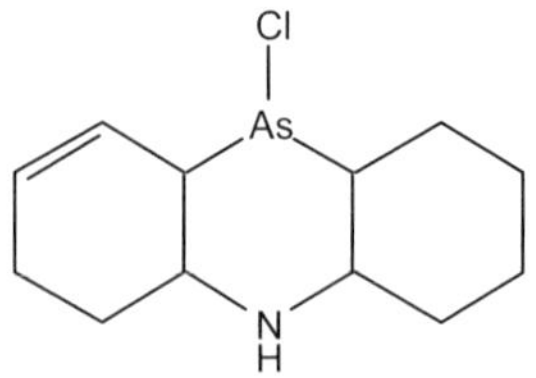

図 IV-26 アダムサイトの構造

IV 有害化学物質

> **Q83** 次の①〜⑤の化学物質と関連の深い語句を下の語群から選べ。
>
> ① パツリン、② パラチオン、③ ヒスタミン、④ ビスフェノール A、⑤ 有機スズ
>
> 【語群】 ポリカーボネート樹脂、赤身魚、船底塗料、有機リン系農薬、リンゴ果汁

正解 ① リンゴ果汁、② 有機リン系農薬、③ 赤身魚、④ ポリカーボネート樹脂、⑤ 船底塗料

解説 ① パツリン（図 IV-12）は *Penicillium expansum* などが産生するかび毒である。主としてリンゴジュースを汚染するので、リンゴジュースおよび清涼飲料水の原料用リンゴ果汁に含まれるパツリンに対して、50 ppb という規制値が設けられている。

② パラチオン（**図 IV-27**）は有機リン系農薬である。米や果樹などの殺虫剤として用いられてきたが、急性毒性が強く、人での中毒事故も発生しているので多くの国で使用が禁止されている。わが国でも 1971 年に使用禁止となっている。

③ ヒスタミン（図 IV-18）はアレルギー様食中毒（赤身魚の筋肉に高濃度に含まれる遊離ヒスチジンから微生物の脱炭酸酵素作用で生成するヒスタミンによる食中毒）の原因物質であること、食物アレルギーなど各種アレルギーの発症に関わる物質であることはこれまでも何度か取り上げてきた。アレルギー様食中毒については Q67 を、アレルギーの発症機構については Q87（p.167）を参照されたい。

④ ビスフェノール A（図 IV-24）は、食器や実験用器具（フラスコなど）に広く用いられているポリカーボネート樹脂（PC 樹脂）の原料である。PC 樹脂製食器からのビスフェノール A の溶出が懸念されており、PC 樹脂からのビスフェノール A の溶出は 2.5 ppm 以下と規制されている。

⑤ トリブチルスズやトリフェニルスズ（図IV-3）といった有機スズ化合物は、フジツボなどの付着防止のために船底塗料や漁網防汚剤として使用されてきた。海水中に溶出したこれら有機スズ化合物が貝類などに蓄積し、人への健康被害が懸念されている。

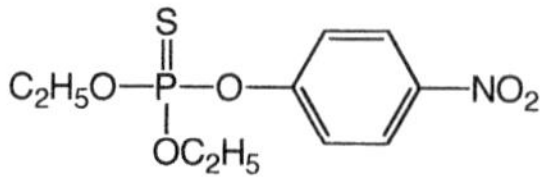

$$(C_2H_5O)(OC_2H_5)P(=S)-O-C_6H_4-NO_2$$

図IV-27　パラチオンの構造

● ミニ知識：合成樹脂とは？

　合成樹脂というからには天然樹脂もあるわけで、その代表が天然ゴム（合成ゴムもある）である。天然ゴムはゴムの樹の脂（やに）であるので「樹脂」という言葉も納得できる。天然樹脂としては、アスファルト原油を蒸留した残留物もあげられる。

　天然樹脂に対して、合成樹脂とは、低分子化合物を化学的に重合させて作った可塑性の高分子化合物のことをいう。プラスチック（"可塑性の物質"という意味）という言葉があるが、合成樹脂＝プラスチックと考えてよい。合成樹脂の歴史は1869年に開発されたセルロイドにさかのぼる。セルロイドは、「青い眼をしたお人形は、アメリカ生まれのセルロイド、……」（野口雨情作詞）と童謡にも歌われたほどであったが、今ではほかの合成樹脂の開発により姿を消している。

　合成樹脂は、加熱すると硬化する熱硬化性樹脂（フェノール樹脂、メラミン樹脂、ユリア樹脂など）と、加熱によって軟らかくなる熱可塑性樹脂（ポリエチレン樹脂、ポリプロピレン樹脂、ポリ塩化ビニル樹脂、ポリカーボネート樹脂など）にわけられ、それぞれの特性を生かして使用されている。現代人の日常生活にとって合成樹脂は不可欠の存在になっており、食品容器や包装にも幅広く使用されている。

IV 有害化学物質

Q84 次の記述のうち、妥当なものはどれか。

① 石綿（アスベスト）は自然界で分解されにくいため、その汚染は、人・家畜のみならず、野生動物にまで及んでいる。石綿（アスベスト）による中毒は、中枢神経系が障害を受けることによって発現すると考えられている。
② ダイオキシン類は、肺線維症（じん肺）、悪性中皮腫の原因になるといわれ、肺がんを起こす可能性があることが知られており、健康被害は長い潜伏期間の後発症することが多い。
③ 多くの有機リン化合物は、主に廃棄物の焼却過程などで非意図的に生成される化学物質で、強い毒性を示し、難分解物質であるとともに、環境中の生物や人体の脂肪組織に蓄積することが知られている。
④ 1986年チェルノブイリ原子力発電所の事故により大量の二酸化硫黄が放出され、ヨーロッパ地域の農畜産物に二酸化硫黄汚染が認められたことより、輸入食品の二酸化硫黄限度が370 mg/kgと定められた。
⑤ 有害性金属が食品を通じて人に摂取され、健康被害をひきおこした代表的な例として、水俣病、イタイイタイ病などがある。

（平成18年厚生労働省検疫所食品衛生監視員採用試験問題）

正解 ⑤

解説 文章はやや長いが、①～③はお互いにヒントがあるし、④を間違えることもないので、案外簡単な問題である。

① 石綿（アスベスト）については、マスコミで一時期盛んに登場した中皮腫という言葉を覚えていれば、②が石綿（アスベスト）のことだとひらめくと思う。
② 「ダイオキシン類」を「石綿（アスベスト）」に置き換えればよい。

③「多くの有機リン化合物」を「ダイオキシン類」に置き換えればよい。ちなみに有機リン化合物は、農薬や神経ガス（サリンなど）として用いられ、コリンエステラーゼ阻害により神経毒作用を示す。①の文章中の「中毒は、中枢神経系が障害を受けることによって発現する」に対応する。

④ チェルノブイリといえば当然放射能である。二酸化硫黄（SO_2）は石炭や石油に含まれるイオウ化合物が燃焼することで生成し、大気汚染を招く。四日市ぜんそくの原因物質の1つとも考えられている。二酸化硫黄は酸化されると硫酸になり、酸性雨の原因にもなる。

⑤ 水銀が水俣病、カドミウムがイタイイタイ病の原因になったことはあまりにも有名である。

● ミニ知識：石綿（アスベスト）とは？

理科の実験で、バーナーで加熱するときに石綿（アスベスト）金網は必需品であったので、石綿という言葉は聞いたことがあると思う。しかし、「石綿とは何か？」と問われると答えに窮するかもしれない。石綿とは単一の化合物の名前ではなく、天然に存在するケイ酸塩鉱物繊維群の総称で、白石綿（クリソタイル）、青石綿（クロシドライト）、茶石綿（アモサイト）など6種類を含んでいる。

石綿は、耐熱性、耐酸性、耐アルカリ性、電気絶縁性などにすぐれ、繊維状であるため加工もしやすいので、建築資材の断熱材として広く使用されるだけでなく、電気製品、自動車、家庭用品などにも使用されてきた。

しかし平成17年（2005）に、石綿原料や石綿製品を製造していた会社の従業員、あるいは家族ががんで死亡していたことがマスコミに大きく取り上げられ、石綿の危険性が社会問題となった。一度体内に取り込まれたアスベスト繊維は排出されにくく、20～40年の潜伏期間を経て、肺がんや中皮腫（胸膜、腹膜などの悪性腫瘍）などのがんを発生させると考えられている。今後も石綿によるがん死者が多数出ると予想されており、石綿は「静かな時限爆弾」とまで言われている。

Ⅴ 最近の話題

Q85 加工食品では、アレルギーを起こすおそれがある原材料のうち特定の7品目（特定原材料という）については表示が義務づけられている。次の原材料の中から特定原材料を選べ。

いくら、えび、かに、牛肉、小麦、さば、ゼラチン、そば、大豆、卵、乳、バナナ、豚肉、もも、やまいも、落花生、リンゴ

正解 えび、かに、小麦、そば、卵、乳、落花生

解説 国民の3人に1人が何らかのアレルギーであるといわれているように、アレルギーは今や大きな社会問題になっている。花粉症やダニアレルギーも重要であるが、食物アレルギーは生命の維持に必須である食べ物が原因で起こるだけでなくアナフィラキシーショックにより死亡する危険性もあるので、問題はより深刻である。こうした状況の中で厚生労働省は、食物アレルギーを防止するために、5品目を原材料に使った加工食品については表示を義務づける法律を世界に先駆けて平成13年（2001）4月に施行し（ただし、1年間の猶予期間がおかれた）、あわせて表示することが望ましい19品目（特定原材料に準ずる品目）も示した。その後、表示推奨品目は20品目になり、さらに平成20年（2008）6月にはそれまで表示推奨品目であったえび、かにも特定原材料に加えられた（ただし、えび、かにの表示義務は2年間の猶予期間がおかれている）。現在、特定原材料は7品目、表示推奨原材料は18品目になっている（**表V-1**）。

表V-1 アレルギーを起こすおそれがある原材料の表示

表　示	原　材　料
義務化 （特定原材料）	えび、かに、小麦、そば、卵、乳・乳製品（チーズやバターも含む）、落花生
奨　励 （特定原材料に 準ずるもの）	あわび、いか、いくら、オレンジ、キウイフルーツ、牛肉、くるみ、さけ、さば、ゼラチン（牛肉・豚肉由来であることが多いが、別途表示する）、大豆、鶏肉、バナナ、豚肉、まつたけ、もも、やまいも、リンゴ

Q86 アレルギー物質（特定原材料等）を含む食品の表示に関する次の説明のうち、正しいものを1つ選べ。

① アレルギー物質を含む食品の表示義務は一般消費者向けに限られており、業務用や加工食品の原料については表示の必要はない。
② 特定原材料等が入っているかどうか明確ではないが、可能性があるときは「入っているかもしれません」と表示する必要がある。
③ 食品添加物の表示では表示免除となっているキャリーオーバーについても、特定原材料に由来する場合には表示は義務化されている。
④ 特定原材料の卵は鶏卵のみを意味し、アヒルやウズラの卵、魚の卵は含んでいない。
⑤ かには特定原材料であるが、タラバガニやハナサキガニは分類上カニの仲間ではないので表示の義務はない。

正解 ③

解説 ① アレルギー物質を含む食品と遺伝子組換え食品とでは表示義務が異なっていることを理解しておきたい。すなわち、遺伝子組換え食品の表示義務は一般消費者向けに限られているが、アレルギー物質を含む食品の場合には業務用や加工食品の原料についても表示義務がある。

② 「入っているかもしれません」という可能性表示は認められていない。可能性表示を認めると、製造者は原材料調査の負担をなくするために安易に可能性表示を実施することになるし、アレルギー患者にとっても食品の選択の幅が狭くなってしまうからである。

③ は正しい。食品添加物のキャリーオーバーについてはQ56（p.116）を参照されたい。

④ 鶏卵アレルギーの患者は、アヒルやウズラのような他の鳥類の卵とも交差反応を示すことが多いので、卵には鶏卵だけでなく、他の鳥類の卵も含

むとされている。ただし、鶏卵と魚の卵の間では交差性は認められていないので、魚の卵は特定原材料の卵から除外されている。魚の卵のうち、いくらは特定原材料に準ずるもの（表示推奨品目）の1つである。

⑤ 生物学的には、甲殻類十脚目抱卵亜目短尾下目に属しているものがカニ類であり、ズワイガニ、ガザミ、ケガニなどがある（**表 V-2**）。それに対してタラバガニやハナサキガニ、アブラガニなどは異尾下目に属し、ヤドカリの仲間である。短尾類も異尾類も爪を含めて左右5対の足があるが、異尾類の場合には1対が非常に小さいので、見た目には4対である（**図 V-1**）。異尾類の仲間は短尾類の仲間とともに日本標準商品分類の分類番号7135の「かに」に含められて市場で流通しているし、一般消費者も「かに」と思っている。また、アレルギーを起こすという点でも短尾類と異尾類の間では違いがないので、特定原材料でいう「かに」には短尾類だけでなく異尾類も含まれている。関連して、特定原材料の「えび」は、根鰓亜目の仲間と、抱卵亜目のコエビ下目、イセエビ下目およびザリガニ下目の仲間を含んでいる。

表 V-2　甲殻類十脚目の分類

亜目	下目	主な種類
根鰓亜目		クルマエビ類（クルマエビ、ブラックタイガーなど）、サクラエビ類
抱卵亜目	コエビ下目	シラエビ、ホッコクアカエビ、ボタンエビなど
	イセエビ下目	イセエビ、ウチワエビなど
	ザリガニ下目	アメリカンロブスターなど
	異尾下目	ヤドカリ類（タラバガニ、ハナサキガニ、アブラガニなど）
	短尾下目	カニ類（ズワイガニ、ガザミ、ケガニなど）

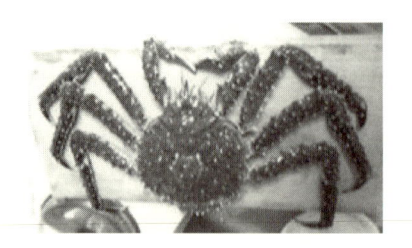

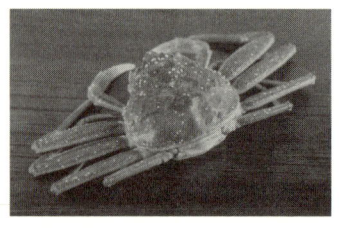

図 V-1　タラバガニ（異尾類）（左）とズワイガニ（短尾類）（右）

Q87 次の文は、食物アレルギーの発症機構に関する記述である。文中の①～⑩に該当する語を下記の語群から選べ。

健康な人では食品成分に対して免疫系が過剰に働かないような仕組みがあるが、アレルギー体質の人では免疫系が異常であったり過敏であったりし、食品成分を非自己として認識しやっつける方向に働いてしまう。これが食物アレルギーである。食物アレルギーのほとんどはI型（即時型）アレルギーで、アレルギー誘発物質（アレルゲン）が腸管から吸収されるという特徴はあるが、体内に入った後のできごとはダニアレルギーや花粉症などの一般のアレルギーと基本的に同じである。アレルゲンはまず（①）などの（②）に取り込まれてペプチドに分解され、MHCクラスII分子と複合体を形成して細胞表面に提示される。次に、複合体に対するレセプターを持つ（③）が複合体と結合し、（③）は活性化されてヘルパー（③）になる。ヘルパー（③）にはTh1細胞とTh2細胞があるが、アレルギーに関与するのはTh2細胞で、（④）に（⑤）産生を促すサイトカイン（⑥）を出す。一方、アレルゲンは（④）表面のレセプター（抗体）と結合して（④）を活性化し、活性化された（④）は（⑥）の指令を受けて（⑤）を産生するようになる。こうして産生された（⑤）は、（⑤）のレセプターを持つ細胞（主として（⑦））と結合してアレルギーの準備体制が整う。ここに再びアレルゲンが侵入して（⑦）表面の（⑤）とブリッジするように結合すると、（⑦）から（⑧）、（⑨）、（⑩）などの化学伝達物質が放出され、アレルギー症状が引き起こされる。（⑦）は皮膚、気道、腸管などに多く存在するので、それぞれの部位で特徴的なアレルギー症状（例えば、皮膚ならじんましん、気道ならぜんそく、腸管なら下痢）が現れることになる。

【語群】 IgE、インターロイキン4、ヒスタミン、プロスタグランジン、ロイコトリエン、マスト細胞、T細胞、B細胞、抗原提示細胞、マクロファージ

正解 ① マクロファージ、② 抗原提示細胞、③ T細胞、④ B細胞、⑤ IgE、⑥ インターロイキン4、⑦ マスト細胞、⑧⑨⑩ ヒスタミン、プロスタグランジン、ロイコトリエン（順番は問わない）

解説 食物アレルギーの大半は、食後早ければ数分程度で、遅くとも1時間以内に症状が現れる即時型アレルギー（I型アレルギー）である。食物アレルギーは免疫系の過剰反応であるので、その発症機構を理解するためには免疫学の基礎知識がどうしても必要になる。

平成15年東京都特別区衛生監視（衛生）専門試験で「アレルギーの分類のうち、即時型であるI型アレルギーのメカニズムについて説明せよ」という問題が出されている。それと比べると本問では語群が示されているので、ある程度解答できると思う。食物アレルギー（I型アレルギー）の発症機構を図 V-2 に模式的にまとめてあるので、参照しながら本文を理解されたい。

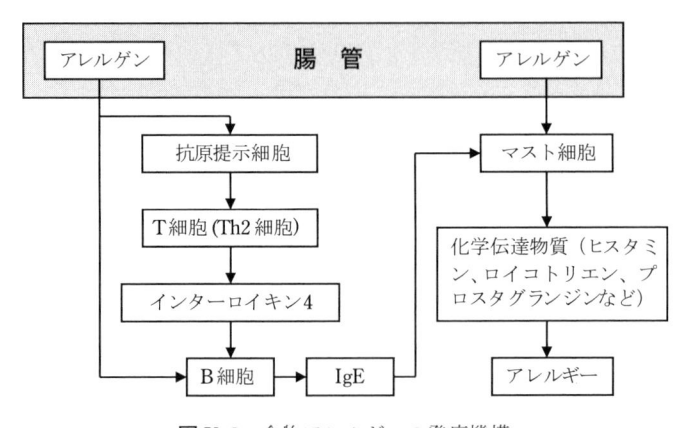

図 V-2　食物アレルギーの発症機構

Q88 次の食品が含むアレルゲン（アレルギー誘起物質）を下記の語群から選べ。

① 卵、② 牛乳、③ 小麦、④ 魚類、⑤ エビ

【語群】 パルブアルブミン、カゼイン、グリアジン、トロポミオシン、オボムコイド

正解 ① オボムコイド、② カゼイン、③ グリアジン、④ パルブアルブミン、⑤ トロポミオシン

解説 問題で取り上げた食品は、いずれもわが国における食物アレルギーの重要な原因食品である。アレルギー表示制度では、卵、牛乳、小麦およびエビは特定原材料として表示が義務化されているし、魚類のうち、サケとサバは特定原材料に準ずるものとして表示が推奨されている。

① 卵には卵白と卵黄があるが、アレルギーの原因になるのは主として卵白である。アレルゲンとしては、卵白のタンパク質であるオボアルブミン、オボムコイドなどが知られている。オボアルブミンは加熱に対して弱いので、生卵摂取の場合には問題になる。一方、オボムコイドは耐熱性で、生卵はもとより加熱調理してもアレルギーを防ぐことは難しい。

② 牛乳の主要アレルゲンは、カゼインとβ-ラクトグロブリンである。カゼインはα、β、κに大別されるが、アレルゲンはこのうちのα-カゼインである。牛乳アレルゲンは加熱に対してやや不安定で、アレルギー症状の軽い人の中には加熱すれば飲むことができる人もいる。アレルゲンを酵素分解した低アレルゲンミルクが市販されている。

③ 小麦の主要アレルゲンは、α-アミラーゼインヒビター（またはトリプシン/α-アミラーゼインヒビター）とグリアジンである。小麦中には各種α-アミラーゼインヒビターが含まれているが、アレルゲンとしてはυ-アミラーゼインヒビター 0.53 と CM3 が同定されている。その他のα-アミラー

ゼインヒビター類は、製粉業や製パン業の従事者で多くみられるぜんそく（baker's asthma と呼ばれている）の原因であることが示されているが、この場合は経口的ではなく経気道的に感作・発症する。一方、グリアジンはグルテニンとともにグルテンを構成するタンパク質で、各種グリアジン類のうち α-グリアジンがアレルゲンとなる。

④ 北欧では古くからタラアレルギーが有名で、ノルウェーの Aas と Elsayed を中心としたグループが、1960 年代後半から 1980 年代初めにかけてタラのアレルゲンに関する研究を精力的に行い、アレルゲンの本体はパルブアルブミンであることを突き止めた。アレルギーの主役であるイムノグロブリン E（IgE）が発見されたのは 1966 年であり、タラのアレルゲンに関する研究はその直後から開始されたものである。さらに食物アレルギーに限らず、花粉症やダニアレルギーなども含めたすべてのアレルギーの中で、アレルゲンの本体が明らかにされた最初のきわめて先駆的な研究である。

最近の研究も含めて、魚類の主要アレルゲンはパルブアルブミンであると結論できる。パルブアルブミンは脊椎動物に特有のタンパク質で、魚類と両生類の筋肉には特に高濃度に含まれている。

パルブアルブミンは耐熱性であるので、刺身だけでなく加熱調理してもアレルギーは引き起こされる。なお、魚類アレルゲンとしてはパルブアルブミンのほかにコラーゲンも知られている。

⑤ エビの主要アレルゲンは、耐熱性のトロポミオシンである。同じ甲殻類のカニのみならず、軟体動物（貝類、イカ・タコ類）の主要アレルゲンもトロポミオシンであることがわかっている。さらに、トロポミオシンは、エビ・カニと同じ節足動物のダニやゴキブリのアレルゲンの 1 つとしても特定されている。

Q89 アレルギー様食中毒と魚による食物アレルギーの違いを述べた次の文章の①〜⑤に適切な言葉を入れよ。

アレルギー様食中毒はマグロ、サンマ、イワシ、サバなどのいわゆる赤身魚類の摂取によって引き起こされる。原因物質は（①）である。（①）は赤身魚類の筋肉中に多量に含まれている遊離（②）が、魚の貯蔵中に（③）などの細菌の（②）脱炭酸酵素作用を受けて生成される。一方、魚を食べて食物アレルギーを起こすことがあるが、その症状にも（①）は深く関与している。アレルギー様食中毒の場合には多量の（①）を直接経口摂取することにより発症するのに対し、食物アレルギーでは（①）は（④）系を介して（⑤）という特殊な細胞から遊離されるという点で大きな違いがみられる。また、アレルギー様食中毒は一定量以上の（①）を摂取したすべての人で起こるが、食物アレルギーの発症はアレルギー体質の人に限られている。

正解 ① ヒスタミン、② ヒスチジン、③ モルガン菌（*Morganella morganii*）、*Photobacterium phosphoreum* または *Photobacterium histaminum*（いずれでも正解）、④ 免疫、⑤ マスト細胞（マストセル、肥満細胞でも可）

解説 赤身魚によるアレルギー様食中毒と魚による食物アレルギーは、どちらも"アレルギー"という言葉がついていて紛らわしい。医療機関においても両者は混同されることがあるといわれている。両者の違いを、原因魚、原因物質、発症者にわけて**表 V-3**に整理したので参考にされたい。なお、アレルギー様食中毒はわが国における化学性食中毒の中では発生件数、患者数とも最大で（Q12、p.20）、その詳細についてはQ67（p.132）を、食物アレルギーの詳しい発症機構についてはQ87（p.167）を参照されたい。

表 V-3 アレルギー様食中毒と魚アレルギーの違い

	アレルギー様食中毒	魚アレルギー
原因魚	赤身魚（アジ、イワシ、サバ、サンマ、マグロ、カツオなど）のみ	ほとんどすべての魚
原因物質	赤身魚の筋肉に高濃度に含まれている遊離ヒスチジンから微生物のヒスチジン脱炭酸酵素作用を受けて生成したヒスタミン	免疫系を介してマスト細胞から遊離された化学伝達物質（ヒスタミン、プロスタグランジンなど）
発症者	一定量以上のヒスタミンを摂取した人すべて	免疫系に異常があるアレルギー体質の人のみ

● ミニ知識：アニサキスアレルギー

　魚を食べてアレルギーを起こした場合、魚による食物アレルギー、アレルギー様食中毒のほかに、線虫アニサキス（*Anisakis simplex*）を抗原とするアレルギーの可能性もある。実際、魚を食べてアレルギーを起こした人の一部では、魚に対するIgEではなくアニサキスに対するIgEが検出されている。

　アニサキスは魚介類の代表的な寄生虫で、その生活史を下図に示したが、ヒトにとって問題となるのは魚やイカ類に寄生している第3期幼虫（全長2~3 cm程度）である。魚やイカ類を刺身で食べると生きたアニサキスがヒトの体内に入り、時として消化管（特に胃）に食い込み、急性または慢性の腹痛、嘔吐、下痢などの症状（アニサキス症）を引き起こす。

　アニサキス症は古くから有名であるが、近年、2度目以降の感染ではアニサキス症の症状のほかに、じんましんやアナフィラキシーといったアレルギー症状も起こすことが明らかにされている。

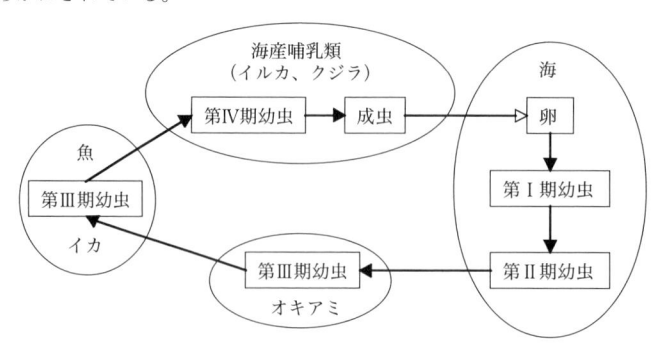

アニサキスの生活史

Q90 遺伝子および遺伝子からのタンパク質の生合成について、次の問1～3に答えよ。

問1 DNAを構成する塩基はA、C、G、T、RNAを構成する塩基はA、C、G、Uと略記される。A、C、G、T、Uに相当する塩基の名称を答えよ。

問2 右図は真核生物における遺伝子からのタンパク質の生合成を模式的に示したものである。①～③の過程はそれぞれスプライシング、転写、翻訳のどれに相当するか答えよ。

問3 真核生物における遺伝子からのタンパク質の生合成を150～200字で説明せよ。

正解 **問1** A：アデニン、C：シトシン、G：グアニン、T：チミン、U：ウラシル

問2 ① 転写、② スプライシング、③ 翻訳

問3 （解答例）遺伝子（DNA）はまずRNAポリメラーゼにより対応するRNAに転写される。真核生物ではタンパク質の発現に必要なエキソンと不要なイントロンがあるので、次いでRNAからスプライシングによりイントロンが除かれ、メッセンジャーRNA（mRNA）ができる。最後にmRNAの3個ずつの塩基（コドン）に対応するアミノ酸に翻訳され、アミノ酸がつながってタンパク質が合成される。（178字）

解説 遺伝子組換え食品に関する問題の基礎知識として、遺伝子（ゲノム）と遺伝子からのタンパク質の生合成を理解するために出題した。

遺伝子の本体は DNA で、4 種類の塩基（A、C、G、T）から構成されている。タンパク質合成の最初のステップは DNA から RNA への転写である。DNA の A、C、G、T は、RNA ポリメラーゼの作用によりそれぞれ RNA の U、G、C、A に対応するように転写される。細胞核を持たない原核生物（＝細菌）では遺伝子にイントロンが存在しないので、転写された RNA の塩基配列をもとにタンパク質が合成される。真核生物ではイントロン部分を除くためのスプライシングというステップが必要で、スプライシングによりできた mRNA（メッセンジャー RNA）の塩基配列をもとに、細胞質のリボソームでタンパク質が合成される。mRNA（原核生物では RNA）の 3 個の塩基配列（コドン）が、1 種類のアミノ酸に対応している。4 種類の塩基があれば 4×4×4＝64 種類のコドンができるが、タンパク質を構成するアミノ酸は 20 種類であるので、各アミノ酸に対するコドンは複数（2〜6）存在する（例外はメチオニンとトリプトファン）。また、アミノ酸をコードしていないコドン（終止コドンまたは停止コドンと呼ばれる）も 3 種類あり（UAG、UGA、UAA）、タンパク質への翻訳が終了するシグナルとなっている。ちなみに、翻訳開始のシグナルは AUG（メチオニンのコドン）である。

mRNA（または RNA）の塩基配列をもとにタンパク質が合成されるということは、もとをたどれば DNA の塩基配列をもとにタンパク質が合成されることになるので、遺伝子（DNA）はタンパク質の設計図といわれる。

● ミニ知識：1 つのアミノ酸に複数のコドンがあるのはなぜ？

6 種類ものコドン（UUA、UUG、CUU、CUC、CUA、CUG）を持つロイシンを例にして考えてみよう。UUA、UUG の先頭の U が C に変わっても、CUU の最後の U が C、A、G に変わっても、ロイシンをコードしていることには変わりない。このように 1 つのアミノ酸に複数のコドンがあれば、遺伝子にわずかな突然変異が起こってもタンパク質は影響を受けない確率が高まる。生命はうまくできているものである。

> **Q91** 遺伝子組換え食品に関する次の問1および問2に答えよ。
>
> 問1 遺伝子組換え食品はGM食品と呼ばれている。GMを略記しない英語で答えよ。
> 問2 遺伝子組換え技術とは何かを簡単に述べよ。

正解 問1 genetically modified

問2 （解答例）ある生物の遺伝子の一部を切り取り、改変して（塩基配列を変えて）元の生物の遺伝子に組み入れたり、そのまま、あるいは改変して他の生物の遺伝子に組み入れる技術である。

解説 遺伝子組換え食品はGM食品と呼ばれたり、genetically modified organismの頭文字をとってGMOと呼ばれたりする。野生生物での自然交配や品種改良を目的とした人工交配においても遺伝子組換えが起こっているが、あくまでも同種、あるいはごく近縁種の間でのできごとである。

それに対して遺伝子組換え技術は、種の壁を越えて他の生物に遺伝子を導入できることが大きな特徴である。そのため、細菌が持っている殺虫タンパク質の遺伝子を作物に組み入れて害虫に強い作物を作るとか、除草剤を分解する酵素の遺伝子を作物に組み入れて除草剤に強い作物をつくるということが短期間で可能になっている。

今後は、栄養性を高めた作物や寒冷地でも育つ作物なども作られると思われる。技術的には確かに素晴らしく、殺虫剤の散布量を減らすことができるし、単位面積あたりの収穫量を高めることができるので、世界の食糧問題の解決に貢献できる可能性がある。

その一方で、種の壁を越えて遺伝子を導入してこれまでになかった生物を生み出すことになるので、どんな悪影響（元の生物の遺伝子への影響、生態系への影響など）があるか予測できないという懸念もある。

> **Q92** 遺伝子組換え食品の安全性審査に関する次の説明のうち、正しいものを1つ選べ。
>
> ① 遺伝子組換え食品の安全性審査は厚生労働省薬事・食品衛生審議会が行っている。
> ② 人工交配で作った作物も遺伝子組換えが起こっているので、遺伝子組換え食品とみなされ安全性審査を受ける必要がある。
> ③ 食品添加物として利用される酵素を微生物（組換え体）で製造する場合、組換え体は除去され最終製品には含まれないので安全性審査は免除されている。
> ④ 遺伝子組換え食品の安全性審査においては、アレルギー誘発性の有無は対象になっていない。
> ⑤ 安全性審査を受けていない遺伝子組換え食品は、製造、輸入、販売が一切禁止されている。

正解 ⑤

解説 遺伝子組換え食品の安全性審査は、平成13年（2001）4月から義務化されており、遺伝子組換え食品の表示も同時に義務化された。参考までに、これまでに安全性審査の手続きを経た遺伝子組換え食品（88品種）および添加物（14品目）を**表V-4**に示す。食品の場合、害虫抵抗性、除草剤耐性、あるいはその両方の形質を持たせたものが多い。添加物は、ほとんどが生産性向上を目的としている。

① 遺伝子組換え食品の安全性審査は、食品安全委員会が行っている。食品安全委員会は平成15年（2003）7月に設けられたが、それ以前は厚生労働省薬事・食品衛生審議会が安全性審査を行っていた。

② 人工交配は品種改良のために古くから行われてきた技術で、種の壁を大きく越えることはない。これまでに特に問題を起こしたことはないので、遺伝子組換え食品とはみなされていない。

③ 組換え体そのものを食べない食品添加物を作る場合にも、安全性審査を受ける必要がある。これまでに組換え DNA 技術で製造された添加物 14 品目が、安全性審査を通っている（表 V-4）。14 品目のうち、リボフラビン（ビタミン B_2）以外はすべて酵素である。α-アミラーゼ、プルラナーゼおよびグルコアミラーゼはでんぷんの分解に、キモシンはチーズを作るときの乳タンパク質の分解に、リパーゼは脂質のエステル結合の切断に用いられる酵素である。

④ 遺伝子組換え食品の安全性審査においては、アレルギー誘発性の有無は重要項目である。その他、挿入遺伝子の安全性、挿入遺伝子により産生されるタンパク質の有害性の有無、挿入遺伝子が間接的に作用して他の有害物質を産生する可能性の有無、遺伝子を挿入したことにより成分に重大な変化を起こす可能性の有無などが評価されている。

⑤ は正しい。

表 V-4 安全性審査の手続きを経た遺伝子組換え食品および添加物

食品または添加物	対象品種または品目	性　質
食　品（88）	じゃがいも（8）	害虫抵抗性およびウイルス抵抗性（6）、害虫抵抗性（2）
	大　豆（5）	除草剤耐性（4）、高オレイン酸形質（1）
	てんさい（3）	除草剤耐性（3）
	とうもろこし（36）	害虫抵抗性および除草剤耐性（23）、害虫抵抗性（6）、除草剤耐性（5）、高リシン形質および害虫抵抗性（1）、高リシン形質（1）
	なたね（15）	除草剤耐性（13）、除草剤耐性および雄性不稔性（1）、除草剤耐性および稔性回復性（1）
	わ　た（18）	除草剤耐性および害虫抵抗性（9）、除草剤耐性（6）、害虫抵抗性（3）
	アルファルファ（3）	除草剤耐性（3）
添加物（14）	α-アミラーゼ（6）	生産性向上（5）、耐熱性向上（1）
	キモシン（2）	生産性向上（1）、キモシン生産性（1）
	プルラナーゼ（2）	生産性向上（2）
	リパーゼ（2）	生産性向上（2）
	リボフラビン（1）	生産性向上（1）
	グルコアミラーゼ（1）	生産性向上（1）

（　）内の数字は品種または品目の数

> **Q93** 遺伝子組換え食品の表示に関する次の説明のうち、正しいものを１つ選べ。
>
> ① 直接一般消費者に販売されない食品でも、「遺伝子組換え」または「遺伝子組換え不分別」の表示は義務づけられている。
> ② 分別生産流通管理が行われた遺伝子組換え食品および非遺伝子組換え食品は、それぞれ「遺伝子組換えである」、「遺伝子組換えでない」旨の表示が義務づけられている。
> ③ 分別生産流通管理が行われていない場合、「遺伝子組換えである」旨の表示が義務づけられている。
> ④ 遺伝子組換え農産物が原材料の全重量の 1% 以上であれば、「遺伝子組換えである」旨の表示が義務づけられている。
> ⑤ 醤油、大豆油、コーンフレークなど、組換え DNA や組換えタンパク質の検出が困難な加工食品については「遺伝子組換えである」旨の表示は任意である。

正解 ⑤

解説 遺伝子組換え食品の表示に関する法律は、平成 13 年（2001）4 月から施行され（遺伝子組換え食品の安全性審査の義務化と同時）、大豆（枝豆および大豆もやしを含む）、トウモロコシ、バレイショ、なたね、綿実、アルファルファ、てん菜の 7 種類の農産物と、これら農産物を原材料とし、加工工程後も組換えられた DNA またはこれによって生じたタンパク質が検出できる加工食品（豆腐、みそ、コーンスナック菓子、ポテトスナック菓子など 32 食品群）が表示対象となっている。

多くの一般消費者は、遺伝子組換え食品に対して漠然とした不安感を持っている。以下にも述べるように、現行の表示制度はかなり「甘い」と言わざるを得ないもので、消費者の不安感に十分に答えていないと思われる。

① アレルギーを起こすおそれがある原材料を含む食品の表示では、直接

一般消費者に販売されない食品でも表示が義務づけられているが、遺伝子組換え食品の場合には表示は免除されている。両者になぜこのような違いがあるのであろうか。トレーサビリティーの観点からは、アレルギー表示制度と同様に、直接一般消費者に販売されない遺伝子組換え食品にも表示を義務づけるのが筋と思われる。

② 問題文にある分別生産流通管理とは、遺伝子組換え食品および非遺伝子組換え食品を生産、流通および加工の各段階で、善良なる管理者の注意をもって分別および管理を行い、その旨を証明する書類により明確にした管理のことをいう。

分別生産流通管理が行われた遺伝子組換え食品は「遺伝子組換えである」旨の表示が義務づけられているが、非遺伝子組換え食品の場合、「遺伝子組換えでない」旨の表示は任意である。なお、分別生産流通管理は「善良なる管理者」によって行われるが、昨今の食品偽装事件の多発を考えると、「善良なる管理者」かどうかのチェックも厳しくする必要がある。

③ 分別生産流通管理が行われていない場合、「遺伝子組換えである」ではなく「遺伝子組換え不分別である」旨の表示が義務づけられている。

④ 遺伝子組換え農産物が主な原材料でない場合、「遺伝子組換えでない」旨の表示が認められている。

主な原材料とは、原材料の全重量の5％以上で、かつ、原材料の上位3位以内のものをいう。遺伝子組換え食品の表示制度では、原材料の全重量の5％以内なら「遺伝子組み換えでない」扱いになっている点が最大の批判の的になっている。ちなみに、問題文にある1％以上というのはEUでの規則である。

EUでは、すべての食品だけでなく家畜飼料についても、遺伝子組換え食品が1％以上含まれていれば表示が義務化されている。EUの規制と比べると、日本の規制がかなり緩いのは明白である。

⑤ は正しい。任意であるので、「遺伝子組換えである」旨の表示をする業者はないであろう。

Q94 BSE（牛海綿状脳症）に関する次の説明のうち、正しいものを2つ選べ。

① BSEは牛の脳にスポンジ状の変化を起こす中枢神経系の疾病である。
② BSEは1986年にアメリカで発見された。
③ BSEが広まったのは、BSE感染牛を原料とした肉骨粉を飼料として使ったためである。
④ BSEと類似した疾病は牛以外の動物ではみられない。
⑤ BSEの原因と考えられているのは異常プリオンというウイルスである。

正解 ①と③

解説 BSEはBovine Spongiform Encephalopathyの頭文字をとったものである。BSEに感染した牛は、末期には凶暴になって近づくものをけったりするので、BSEは狂牛病（mad cow disease）とも呼ばれている。アメリカ産牛肉の輸入問題、ひいては牛丼騒動を引き起こし、マスコミでも大きく取り上げられてきた。しかし、BSEの原因が科学的に解明されたとはいえない事情もあって、「BSEはこわい」という理解にとどまっている人が多いかもしれない。

① は正しい。BSEの潜伏期間は3〜7年と長く、発症すると麻痺、起立不能などの症状を示した後に死亡する悪性の疾病である。

② BSEの発見はアメリカではなくイギリスである。1986年にイギリスで発見されて以来、ヨーロッパを中心として世界各地で発生が報告されている。わが国でも平成13年（2001）9月に、北海道で生産された牛でBSEが初めて発見され、その後現在に至るまでに合計35頭の牛でBSEが確認（一部は推定）されている。もちろん、これら牛の肉や内臓などはすべて焼却処分されており、市場には流通していない。

③ は正しい。肉骨粉とは、家畜の内臓やくず肉、骨をミキサーにかけ、脂分を除いた後、乾燥させて細かく砕いたものである。家畜の飼料、農作物の肥料、ペットフードの原料になり、リサイクルの観点から広く使われていた。

④ 脳にスポンジ状の変化を起こす疾病は TSE（伝達性海綿状脳症：Transmissible Spongiform Encephalopathy）と総称されており、BSE もその1つである。いずれも伝達因子と関係した病気であるが、伝達因子は十分には解明されていない。TSE としてはヒツジやヤギのスクレイピー、伝達性ミンク脳症、ネコ海綿状脳症、シカの慢性消耗病などが知られている。ヒトにおいても、クロイツフェルト・ヤコブ病（Creutzfeldt Jakob disease；CJD）、新変異型クロイツフェルト・ヤコブ病（variant Creutzfeldt-Jakob disease；vCJD）などの病気が報告されている。

⑤ BSE の伝達因子は、未発見のウイルスであるという説も完全には捨てきれないが、最も有力とされている因子はプリオンと呼ばれる通常の細胞タンパク質が異常化したもの（異常プリオンという）である。異常プリオンは感染性を示すタンパク質としては初めての例であり、TSE の原因としてプリオン説を提唱した Prusiner 博士（アメリカ）は 1997 年にノーベル医学生理学賞を受賞している。

プリオンは正常な体内に存在している。特に神経系の細胞膜上に多く含まれており、神経細胞の構造保持や神経伝達に関わっていると考えられている。正常プリオンも異常プリオンもアミノ酸配列は同じである。しかし、正常プリオンは α−ヘリックス構造に富み、異常プリオンは β−シート構造に富むというように、立体構造に大きな違いがみられる。

正常プリオンから異常プリオンになるときに、どのようにして立体構造が変化するのかはよくわかっていない。何らかの理由で異常プリオンが健常人の体内に取り込まれると、正常プリオンが異常プリオンに変えられてしまい、発症に至るのである。異常プリオンは熱に強く、通常の加熱調理では伝達能力を失わない。したがって肉骨粉中に異常プリオンが混じっていると、非常に危険ということになる。

> **Q95** わが国で実施されている BSE 安全対策に関する次の説明のうち、正しいものには○、誤っているのものには×をつけよ。
>
> ① （ ）牛由来の肉骨粉は、牛をはじめとした反芻動物の飼料として利用することを禁止している。
> ② （ ）BSE 発生国からの生体牛および食肉等の輸入を禁止している。
> ③ （ ）BSE 発生国からの肉骨粉の輸入を禁止している。
> ④ （ ）と畜場での牛の BSE 検査は全頭を対象にしている。
> ⑤ （ ）と畜場では、特定危険部位の除去・焼却はすべての牛を対象にしている。

正解 ① ×、② ○、③ ×、④ ×、⑤ ×

解説 ① 牛由来の肉骨粉は、反芻動物だけでなくすべての家畜の飼料として利用することが禁止されている。

② は正しい。

③ 肉骨粉の輸入は、BSE 発生国に限らずすべて禁止している。

④ 当初は全頭検査を行っていたが、平成 17 年（2005）8 月からは生後 21 か月齢以上の牛のみが対象になっている。生後 21 か月未満の牛では BSE が検出される可能性はきわめて少ない（ゼロに近い）という判断による。平成 17 年 8 月から 3 年間に限り、全頭検査を行う自治体に対して国が補助金を出していた。国からの補助金が打ち切りになっても、自主的に全頭検査を実施している自治体は多い。

⑤ 特定危険部位（Specified Risk Material；SRM）の除去・焼却が義務づけられているのは生後 12 か月以上の牛である。SRM とは、舌・頬肉を除く頭部、せき髄、回腸遠位部で、プリオンが分布している部位に相当する。なお、SRM の除去・焼却の際に食用肉等が汚染されることのないような衛生的処理も義務づけられている。

VI 危害化学物質の分析方法

Q96 次の文章は、フグの肝臓の毒性をマウス試験で調べたときの実験方法と結果を述べたものである。毒性試験結果から、このフグの肝臓の毒性（MU/g）を求めよ。

　肝臓を乳鉢でよくすりつぶした。磨砕物 10 g をビーカーに入れ、0.1％酢酸 25 ml を加え、沸騰浴中でときどきかくはんしながら 10 分間加熱した。冷却後、減圧ろ過した。ろ紙上の残渣を 0.1％酢酸で反復洗浄し、ろ液と洗液をあわせて 50 ml に定容後、抽出液として用いた。抽出液の 50 倍希釈液でマウス試験（腹腔内投与）を行ったところ、マウスの致死時間から 1.8 MU/ml（50 倍希釈液）であることがわかった。

（注）MU はマウスユニット（mouse unit）のことで、フグ毒の場合、体重 20 g の雄マウス（ddY 系）を 30 分で殺す毒量が 1 MU と定義されている。

正解　（解答例）抽出液の 50 倍希釈液の毒性が 1.8 MU/ml であったので、抽出液の毒性は $1.8 \times 50 = 90$（MU/ml）となる。肝臓 10 g から得た抽出液は 50 ml に定容したので、抽出液 1 ml は肝臓 0.2 g に相当する。したがって肝臓の毒性は、$90 \times (1/0.2) = 450$（MU/g）である。

解説　フグ毒に限らず、シガテラ毒、麻痺性貝毒および下痢性貝毒（いずれも動物性自然毒）の定量は、すべてマウス試験法が公定法となっている。試料溶液の調製はそれぞれの毒成分の性質に応じて異なる。フグ毒の場合、試料からの抽出には酢酸を用いる加熱抽出法が用いられている。これはフグ毒が酸性条件では非常に安定で、加熱によっても毒性を失わないという性質を持つためである。なお、問題文中に「マウスの致死時間から 1.8 MU/ml（50 倍希釈液）であることがわかった」とあるが、フグ毒によるマウスの致死時間と MU との間には**図 VI-1** のような相関関係があることが知られているので、致死時間から毒の定量ができる。麻痺性貝毒の場合にも同様な相関関係があり、やはりマウスの致死時間から毒量が求められている。

マウス試験法は特異性に欠ける（例えばフグ毒と麻痺性貝毒の場合、マウスの症状がよく似ているし、致死時間も近いので識別が困難である）、感度もあまり高くないという欠点のほか、動物愛護の点でも問題がある。これらの欠点を補う方法として、HPLCをはじめとした機器分析やELISAなども開発され広く用いられているが（**表 VI-1**）、毒成分であることの最終確認のためにはマウス試験法は欠かせない。

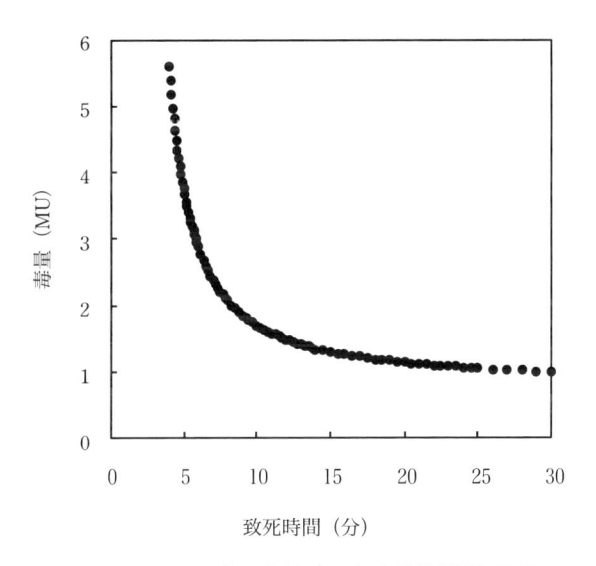

図 VI-1 フグ毒の毒量（MU）と致死時間の関係

表 VI-1 動物性自然毒の各種分析法と適用の可否

毒成分	マウス試験	HPLC	ELISA	細胞毒性試験
フグ毒	○	○	△	○
シガテラ毒	○	△	△	△
麻痺性貝毒	○	○	△	○
下痢性貝毒	○	△	○	×
記憶喪失性貝毒	○	○	△	×

○：確立された方法、△：適用可能であるが問題点もある方法、×：適用不可能な方法

Q97 化学物質の定性的分析法として用いられているTLCについて、以下の問1および問2に答えよ。

問1　TLCを略記しない英語名で示すとともに、日本語名を述べよ。
問2　Rf値とは何かを説明せよ。

正解　問1　英語名：thin layer chromatography、日本語名：薄層クロマトグラフィー
問2　（解答例）原点（試料をスポットした位置）から展開溶媒が移動した先端までの距離を1としたときの試料の移動した距離のこと。

解説　TLCは特別な装置を必要とせず、かつ短時間で分析できるので、低分子有機化合物の定性的な分析（純度の確認や同定）によく用いられるし、場合によってはスポットのかき取りによる単離も可能である。デンシトメーター（一定領域の吸光度などをモニターする装置）と併用すれば、定量することもある程度可能である。実験では、シリカゲル、アルミナ、セルロースなどの吸着剤（シリカゲルが最も広く用いられている）を板（通常はガラス）の上に薄膜状に固定した薄層プレートを用いる。以前は、薄層プレートではなく、ろ紙を用いるペーパークロマトグラフィーもよく行われていたが、TLCと比べると時間がかかること、吸着剤はろ紙（セルロース）に限定されること、といった難点があり、現在ではTLCに取って代わられている。TLCでは、**図VI-2**に示すように、まず分析試料をプレートの下端から少し上に毛細管を用いてスポットし（スポットした点を原点という）、乾燥後に下端を密閉容器中の溶媒（展開溶媒という）につける。溶媒は毛細管現象により上昇し、試料中の各成分も移動する（展開するという）が、移動距離は溶媒に対する溶解性と吸着剤の吸着力の強さの違いにより異なる。溶媒がプレートの上端近くに達したら、プレートを容器から取り出して乾燥する。溶媒がプレートの上端近くに達したら、プレートを容器から取り出して乾燥する。着色した物質（例えば添加物の着色料）は肉眼でわかるし、着

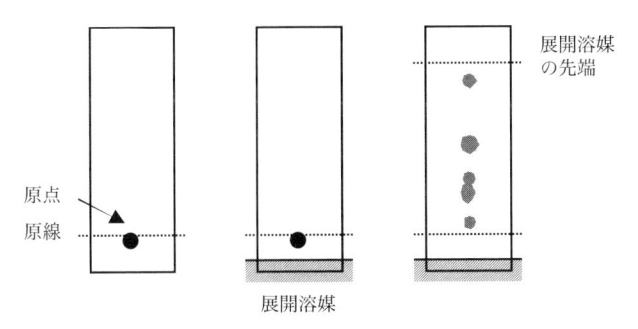

図 VI-2 TLC による分析法

色していない物質は UV 吸収や各種試薬との反応性（**表 VI-2**）などにより検出する。TLC では、吸着剤の種類と展開溶媒の種類には無限の組み合わせがあるが、目的化合物に応じて組み合わせを選択する必要がある。プレートの保存状態、実験を行う時の温度や展開溶媒の気密性をできるだけ一定に保てば、個々の化合物の Rf 値（Rf は rate of flow の略）は再現性がある。一般的には標準化合物を同時にスポットし、Rf 値および各種試薬との反応性を標準化合物と比較することにより試料中の成分を同定する。

表 VI-2 TLC で分離した化合物に対する主な検出試薬

検出試薬	対象化合物	方法と得られる結果
硫　酸	有機化合物全般	噴霧して加熱。炭化して黒いスポットが現れる。
ヨウ素	有機化合物全般	ヨウ素蒸気中に放置。茶色のスポットが現れる。
リンモリブデン酸	有機化合物全般	噴霧して加熱。黄色の背景に濃緑色のスポットが現れる。
P-アニスアルデヒド	有機化合物全般	噴霧して加熱。背景は赤くなり、スポットの色は化合物によって異なる。
ニンヒドリン	アミノ基を持つ化合物（アミン、アミノ酸など）	噴霧して加熱。赤紫色のスポットが現れる。
ドラゲンドルフ試薬	3級アミンまたは4級アンモニウム塩基	噴霧。黄色の背景に橙色のスポットが現れる。
アンスロン試薬	糖類および糖脂質	噴霧して加熱。赤紫～紫色のスポットが現れる。
塩化鉄（III）	フェノール類およびステロール類	噴霧して加熱。赤～紫色のスポットが現れる。

VI 危害化学物質の分析方法

Q98 化学物質の定量的分析法として用いられているHPLCについて、以下の問1および問2に答えよ。

問1　HPLCを略記しない英語名で示し、日本語名も述べよ。
問2　次の図はHPLC装置の模式図である（→は溶媒の流れる方向を示す）。①〜⑤に相当するものを下の語群から選べ。

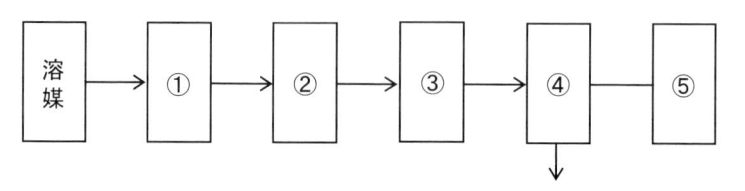

```
[溶媒] → [①] → [②] → [③] → [④] → [⑤]
                                ↓
```

【語群】　インジェクター、カラム、検出器、データ処理装置、ポンプ

正解　**問1**　英語名：high performance liquid chromatography、日本語名：高速液体クロマトグラフィー
問2　① ポンプ、② インジェクター、③ カラム、④ 検出器、⑤ データ処理装置

解説　HPLCは化学物質の定量分析では最も一般的に用いられている。模式図だけではわかりにくいので、実際の装置の例を図VI-3に、クロマトグラムの一例（麻痺性貝毒）を図VI-4に示しておく。カラムへの試料添加（インジェクター使用）→溶媒によるカラムの溶出（ポンプ使用）→溶出液中の各種化合物の検出（検出器使用）→データ解析（データ処理装置使用）、という手順で行われる。HPLCにおいて最も重要なのはカラムであり、分析対象物質に応じて最適なカラムを選択する必要がある。ゲルろ過（分子量の違いによる分離）、イオン交換（荷電の違いによる分離）、吸着（疎水性、親水性の違いによる分離）など、さまざまな分離モードに対応したパックドカラムが市販されている。カラムからの試料の溶出に用いる移動相（溶媒）は、同じ移動相のみを用いる場合（アイソクラティック溶出）と、2種類（また

はそれ以上）の移動相を用いる場合（濃度勾配をつけるグラジエント溶出または途中で溶媒を切り替えるステップワイズ溶出）がある。検出器も分析対象化合物の性質に応じて紫外検出器、蛍光検出器、示差屈折検出器などを使いわける。

HPLCはカラムからの溶出時間（保持時間）に基づいて化学物質の定量を行うが、試料によっては目的成分と同じ保持時間を持つ他の成分を含んでいることがあり、目的成分を過大評価してしまう。より正確な定量を行うために、装置は高価であるがLC/MS（liquid chromatography/mass spectrometry；液体クロマトグラフィー／マススペクトロメトリー）もよく用いられている。LC/MSは、HPLCで分離した成分をMS装置に導入し、目的成分（またはその分解物）の質量に基づいて検出する方法であり、目的成分だけの定量が可能である。

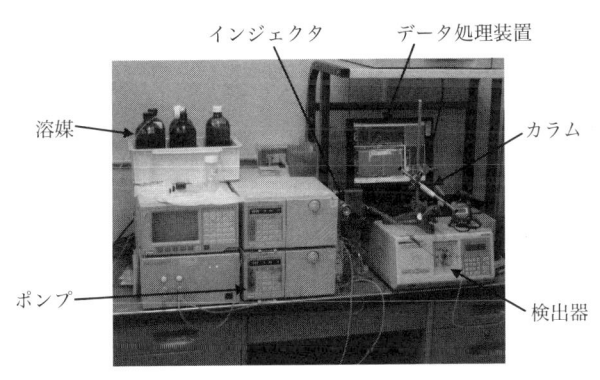

図VI-3　HPLC装置

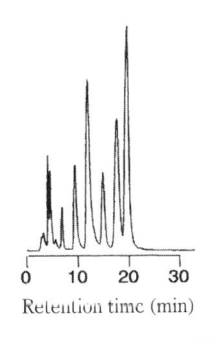

図VI-4　HPLCクロマトグラムの一例（麻痺性貝毒）

> **Q99** 化学物質の定量的分析法として用いられている GC について、以下の問 1 および問 2 に答えよ。
>
> **問 1** GC を略記しない英語名で示すとともに、日本語名を述べよ。
> **問 2** HPLC と GC との類似点および相違点を述べよ。

正解 **問 1** 英語名：gas chromatography、日本語名：ガスクロマトグラフィー

問 2（解答例）HPLC も GC も、カラムに詰めた固定相と試料との相互作用に基づいて分離し、定量するという点では類似している。しかし、HPLC では固定相は固体、移動相は液体、カラム中を流れる試料は固体または液体であるが、GC では固定相は不揮発性の液体、移動相は気体、カラム中を流れる試料は気体という違いがある。また、HPLC は室温または室温に近い一定温度で分析するが、GC の場合、試料を気体にするために温度を上げる必要があるという点でも違いがある。

解説 揮発性物質の定量分析には GC が用いられる。不揮発性物質を揮発性の誘導体に変えて GC で分析することもある。移動相には窒素、ヘリウム、アルゴンなどのガスが、検出器としては TCD（thermal conductivity detector；熱伝導度型検出器）や FID（flame ionization detector；水素炎イオン化型検出器）などが用いられる。HPLC の場合と同様に、カラムからの溶出時間（保持時間）だけに基づいて化学物質の定量を行うので、より正確な定量のために GC と MS を連結した GC/MS（gas chromatography/mass spectrometry；ガスクロマトグラフィー／マススペクトロメトリー）もよく用いられている。

VI 危害化学物質の分析方法

Q100 ELISA は種々の化学物質（抗原）の定量法として広く用いられている。ELISA 法の一例を示した下の模式図をみながら、抗原の定量法を①〜③の順に述べよ。

```
                                                        酵素
                                                         ○
                                                         │
                                 抗原に対する          一次抗体に対する
                                  抗体                   抗体
                                  人                    人
                                 （一次抗体）          （二次抗体）
         抗原                     ▓                     ▓
         ▓                       ▓                     ▓
    ━━━━━━━━━          ━━━━━━━━━          ━━━━━━━━━
       固相
         ①                       ②                      ③
```

正解 （解答例）① 抗原を固相に結合させる。

② 抗原に対する抗体（一次抗体）を加え、抗原と結合させる。

③ 一次抗体に対する酵素標識抗体（二次抗体）を加え、一次抗体と結合させる。次いで基質を加えて酵素反応を行い、発色や蛍光を測定して抗原を定量する。

解説 ELISA とは enzyme-linked immunosorbent assay を略記したもので、エライザと読む（エリサと読むこともある）。抗原抗体反応を利用した定量法で、アレルギーを起こすおそれがある特定原材料（えび、かに、卵、乳・乳製品、小麦、そば、落花生）、BSE（牛海綿状脳症）の原因物質と考えられている異常プリオンタンパク質、下痢性貝毒の主要な原因物質であるオカダ酸など、多種多様な化学物質の定量に利用されている。通常、96 個の小さな穴があるポリスチレンなどでできたマイクロタイタープレートを用いて測定されているが、同時に多数の試料を感度よく測定することができる。

問題の図では、固相（ポリスチレンなど）に結合させた抗原をまず抗原に対する抗体（一次抗体）と反応させ、次いで一次抗体に対する酵素（西洋ワサビペルオキシダーゼ、アルカリホスファターゼがよく用いられる）標識抗体（二次抗体）と反応させているが、酵素標識一次抗体のみを用いることも

可能である。

　最初に抗原を固相化しているので、抗原固相化 ELISA と呼ばれている。それに対して、図 VI-5 に示すように、① 最初に抗原に対する抗体（一次抗体）を固相化する、② 次いで抗原を加えて一次抗体と結合させる、③ さらに抗原に対する酵素標識抗体（二次抗体）を加えて抗原と結合させて酵素反応を行う、という方法もある。

　この方法では抗原を 2 つの抗体（同じ抗体を用いることもあるし、異なる抗体を用いることもある）ではさむので、サンドイッチ ELISA 法と呼ばれている。抗原に対する抗体と 2 回反応させることになるので、サンドイッチ ELISA 法のほうが抗原固相化 ELISA 法よりも特異性が高くなるという利点がある。

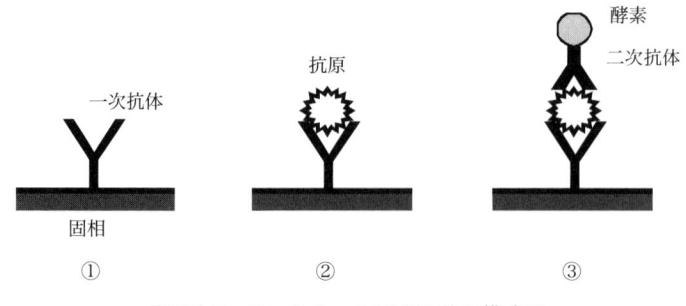

図 VI-5　サンドイッチ ELISA 法の模式図

● ミニ知識：ポリクローナル抗体とモノクローナル抗体

　抗体を作る細胞はリンパ球の中の B 細胞であり、個々の B 細胞は抗原の特定の構造を認識する 1 種類の抗体しか作らない（個々の B 細胞が作る抗体をモノクローナル抗体という）。抗原を実験動物に免疫して得られる抗血清中には、いくつもの B 細胞が作る抗体の混合物（これをポリクローナル抗体という）が含まれている。ポリクローナル抗体はほかの抗原とも交差反応する可能性があるが、モノクローナル抗体の中には抗原に対して特異的なものがある。分析対象の抗原に特異的なモノクローナル抗体を得ることができれば、ELISA 反応も特異性が高くなる。モノクローナル抗体は、必要な抗体を作る 1 種類の B 細胞を選択分離し、それを増殖することによって得られる。

【著者紹介】

塩見一雄（しおみ　かずお）

略　　歴　1947年岡山県生まれ。1970年東京大学農学部水産学科卒業。1975年東京大学大学院農学系研究科博士課程修了。日本学術振興会奨励研究員、米国ロードアイランド大学薬学部博士研究員、東京水産大学食品生産化学科助手を経て、1989年東京水産大学食品生産学科助教授、1991年同教授、2003年東京海洋大学海洋食品学科教授（大学統合のため）。2006年の学科名称変更により、現東京海洋大学食品生産科学科教授。農学博士。

専門分野　食品衛生化学：とくに海産動物の毒成分、アレルゲンおよび有害元素の安全性評価。

主な著書　「水産食品の事典」（朝倉書店、2000）
「HACCPと水産食品」（恒星社厚生閣、2000）
「海藻食品の品質保持と加工・流通」（恒星社厚生閣、2002年）
「魚貝類とアレルギー」（成山堂書店、2003）
「タンパク質化学第1巻」（廣川書店、2003）
「水産海洋ハンドブック」（生物研究社、2004）
「水産食品の安全・安心対策—現状と課題」（恒星社厚生閣、2004）
「新訂版　海洋動物の毒」（成山堂書店、2006）
「食品衛生学　第二版」（恒星社厚生閣、2007）
「食中毒予防必携　第2版」（日本食品衛生協会、2007）

食品の危害化学物質　—問題と解説—

2009年4月20日　初版第1刷　発行

著　者　塩　見　一　雄
発行者　桑　野　知　章
発行所　株式会社　幸　書　房
〒101-0051　東京都千代田区神田神保町3-17
TEL 03-3512-0165　FAX 03-3512-0166
URL：http://www.saiwaishobo.co.jp

組　版：デジプロ
印　刷：平文社

Printed in Japan.　Copyright Kazuo SHIOMI 2009.
無断転載を禁ずる。

ISBN 978-4-7821-0331-9　C 3058